《黄帝内经》

二十四节气养生

黄砚萍 主编

中国纺织出版社

图书在版编目（CIP）数据

《黄帝内经》二十四节气养生 / 黄砚萍主编 . —北京：中国纺织出版社，2017.9（2024.1重印）

ISBN 978-7-5180-1161-2

Ⅰ . ① 黄… Ⅱ . ① 黄… Ⅲ . ①《内经》—养生（中医）Ⅳ . ① R221

中国版本图书馆 CIP 数据核字（2017）第 162972 号

本书参编人员（排名不分先后）：

宿　玲　孔　梦　曾　凯　刘惜墨　张世超　姜亚飞

雷亚平　常　慧　高建华　沈书文　王璐璐　马丽平

何凤兰　曾祥胜　周树平　梁　山　赵小娟　李大伟

责任编辑：樊雅莉　　责任印制：王艳丽

中国纺织出版社出版发行

地址：北京市朝阳区百子湾东里 A407 号楼　邮政编码：100124

销售电话：010—67004422　传真：010—87155801

http: //www.c-textilep.com

E-mail: faxing@c-textilep.com

中国纺织出版社天猫旗舰店

官方微博 http: //weibo.com/2119887771

金世嘉元（唐山）印务有限公司　　各地新华书店经销

2017 年 9 月第 1 版　2024 年 1 月第 5 次印刷

开本：710×1000　1/16　印张：14

字数：170 千字　定价：49.80 元

凡购本书，如有缺页、倒页、脱页，由本社图书营销中心调换

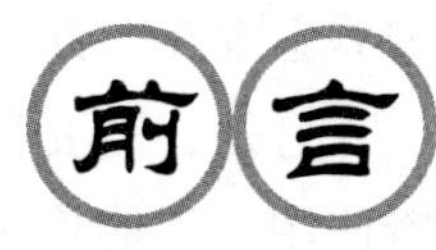

2016 年 11 月 30 日，中国的二十四节气被列入联合国人类非物质文化遗产名录。二十四节气，蕴含着中国人的伟大智慧，具有很强的文化价值，那么，二十四节气到底是什么呢？

“春雨惊春清谷天，夏满芒夏暑相连，秋处露秋寒霜降，冬雪雪冬小大寒。”这是民间广泛流传的二十四节气歌。中国古代劳动人民经过长期经验的积累和智慧的总结，将一年四季分成二十四个节气，也就是将一年内太阳在黄道上的位置变化和引起的地面气候的演变次序分为 24 段，每段 15 天。

农历二十四节气形成于春秋战国时期，其中蕴含了丰富的中华古老文明智慧。岁月流转，节气的更替预示着气候的变化，也揭示着自然界阴阳二气的运动变化。如立春标志着气候转暖，阳气上升的春季开始了，立夏代表着气温明显升高，炎暑即将到来，大寒则是一年中最冷的时候，等等。

我国最早的医学典籍《黄帝内经》已经明确提出了顺应四时的养生观点：“夫四时阴阳者，万物之根本也。所以圣人春夏养阳，秋冬养阴，以从其根；故与万物沉浮于生长之门。逆其根则伐其本，坏其真矣。”这段话是中医“天人相应”理论的体现，说明了人作为自然界的一份子，应该顺应四季的节律变化，顺时养生，才能健康长寿。

中医认为，自然界气候的变化时刻影响着人体脏腑阴阳气血的变化，我们必须了解节气的变化规律和特点，注意调整饮食、起居、运动等生活的各个方面，并针对节气特点有针对性地进行保健，才能够真正做到顺应四时、天人合一。

本书以《黄帝内经》中的养生精髓为主线，结合现代人的生活方式，细致讲述了二十四节气的特点和民俗知识，从饮食、起居、运动、日常保健养生等几个方面给出了简单易行、行之有效的建议和操作方法。

另外，需要提醒读者朋友的是，书中介绍的内容谨供大家日常保健参考使用，不能作为疾病诊断治疗的依据，如果出现身体不适，还是请及时就医。

书中疏漏之处在所难免，请广大读者批评指正。

祝福读者朋友们身体健康、生活愉快！

编者

2017 年 7 月

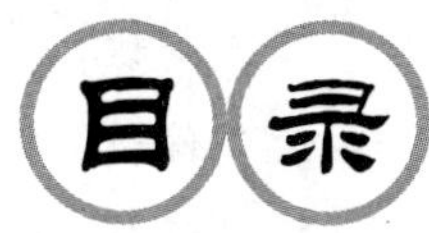

第一章 健康看时节，顺时巧养生

第二章 春季之立春

第三章 春季之雨水

第四章　春季之惊蛰

第五章　春季之春分

第六章　春季之清明

第七章　春季之谷雨

第八章 夏季之立夏

第九章 夏季之小满

第十章 夏季之芒种

第十一章 夏季之夏至

第十二章 夏季之小暑

第十三章 夏季之大暑

第十四章 秋季之立秋

第十五章 秋季之处暑

第十六章 秋季之白露

第十七章 秋季之秋分

第十八章 秋季之寒露

第十九章　秋季之霜降

第二十章　冬季之立冬

第二十一章　冬季之小雪

第二十二章　冬季之大雪

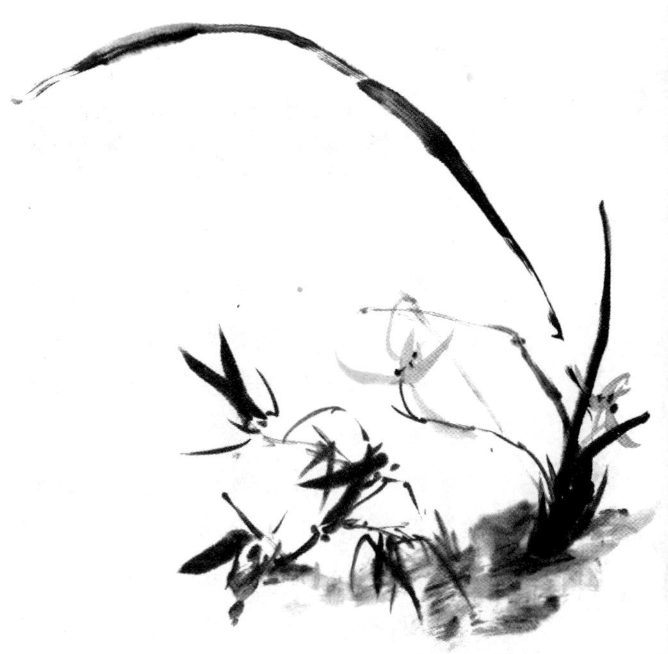

第一章

健康看时节，顺时巧养生

《颂》

（宋）无门和尚

春有百花秋有月，夏有凉风冬有雪。

若无闲事挂心头，便是人间好时节。

《黄帝内经》中的四季养生观

《黄帝内经》是我国传统医学四大经典著作之一，也是我国劳动人民长期与疾病做斗争的经验总结，它流传至今，影响深远。《黄帝内经》中强调“天然合一”的养生观，即人要顺应自然界的变化，因时、因地进行日常养生保健。

说到四季养生，《黄帝内经·灵枢·本神篇第八》中有这样的记载：“故智者之养生也，必顺四时而适寒暑，和喜怒而安居处，节阴阳而调刚柔，如是则僻邪不至，长生久视。”这段话是说，人生活在大自然中，就应该顺应自然春生、夏长、秋收、冬藏的规律，随着自然变化的脚步调整自己的生活，采取适当的方法进行养生，才能身体健康、长寿快乐。

《黄帝内经》中对四季养生进行了细致的论述，下面不妨来看看。

春季养生重在“生”

《黄帝内经·素问·四气调神大论》中说：春三月，此谓发陈，天地俱生，万物以荣，夜卧早起，广步于庭，被发缓形，以使志生，生而勿杀，予而勿夺，赏而勿罚，此春气之应，养生之道也。逆之则伤肝，夏为寒变，奉长者少。

这段话是说：春季，即农历的一月、二月、三月，是生命萌发、万物回复生机的时段。此时，人们应该早睡早起，晨起放松身体、适当运动，空闲时多去野外郊游、踏青，保持心情愉悦，使自己的生活充满希望和憧憬。饮食上多吃蔬菜少吃肉类，生活中要顺应春季“宜生发”的规律，少掠夺，多施与。春季宜养肝，肝脏的调养不当和损伤会使夏季易患寒性病症。

夏季养生重在“长”

《黄帝内经·素问·四气调神大论》中说：夏三月，此谓蕃秀，天地气交，万物华实，夜卧早起，无厌于日，使志无怒，使华英成秀，使气得泄，若所爱在外，此夏气之应，养长之道也。逆之则伤心，秋为痎疟，奉收者少，冬至重病。

这段话是说：夏天，也就是农历的四月、五月、六月，是植物开花结果、繁衍秀美的季节。天地阴阳之气互相交合，植物都在开花结果。人们应该夜卧早起，不要嫌白天太长，要让心中不存郁怒，腠理宣通，暑气得以疏泄，表现出外在的美，这是对夏天“宜养”的呼应。违反了这个规律，心脏会受伤，到了秋天就易患上疟疾，供给秋天收敛的能力会变差，冬天易患重病。

秋季养生重在“收”

《黄帝内经·素问·四气调神大论》中说：秋三月，此谓容平。天气以急，地气以明，早卧早起，与鸡俱兴，使志安宁，以缓秋刑，收敛神气，使秋气平，无外其志，使肺气清，此秋气之应，养收之道也。逆之则伤肺，冬为飧泄，奉藏者少。

这段话是说：秋季，即农历的七月、八月、九月，是秋高气爽、果实饱满成熟的季节。在这一季节里，天气清肃，秋风劲急，草木凋零，大地明净。人应当早睡早起，保持跟群鸡一样的作息时间。使情志安定平静，用以缓冲深秋的肃杀之气对人体的影响；收敛此前向外宣散的神气，以使人体适应秋气并达到相互平衡；不要让情志向外过度宣泄，用以使肺气保持清肃。这是顺应秋气、养护人体收敛功能的法则。违背了这一法则，就会伤害肺气，到了冬天还会发生完谷不化的飧泄。究其原因，是由于身体的收敛功能在秋天未能得到应有的养护，以至于供给冬天的闭藏之力不足的缘故。

冬季养生重在“藏”

《黄帝内经·素问·四气调神大论》中说：冬三月，此谓闭藏。水冰地坼，无扰乎阳，早卧晚起，必待日光，使志若伏若匿，若有私意，若已有得，去寒就温，无泄皮肤，使气亟夺，此冬气之应，养藏之道也。逆之则伤肾，春为痿厥，奉生者少。

这段话是说：冬季，即农历的十月、十一月、十二月，是自然界寒冷结冰、万物蛰伏的季节。在这一季节里，水面结冰，大地冻裂，所以人不要随意扰动体内的阳气，要早睡晚起，一定要等到太阳升起再起床；使情志就像军队埋伏、就像鱼鸟深藏、就像人有隐私、就像心有所获得一样；还要远离严寒之地，靠近温暖之所，不要让肤腠开启出汗而使阳气大量丧失。这是顺应冬气、养护人体闭藏功能的法则。违背这一法则，就会伤害肾气，到了春天还易导致四肢痿弱逆冷的病症。究其原因，是由于身体的闭藏功能在冬天未能得到应有的养护、使供给春天时焕发生机的能量不足的缘故。

《黄帝内经》中的四季养生法宝

春夏养阳，秋冬养阴

《黄帝内经·素问·四气调神大论》中已经明确提出了顺应四时的养生观点：“夫四时阴阳者，万物之根本也。所以圣人春夏养阳，秋冬养阴，以从其根；故与万物沉浮于生长之门。逆其根则伐其本，坏其真矣。”中医认为，人体要健康，就要阴阳平衡，而借助四季变换、阴阳消长的机会来养人体的阴阳之气，是最天然的养生方法。

阳气主动、主升，而春季和夏季正是阳长阴消的时期，阳气的生长、升发占优势，这时通过饮食、锻炼来补阳是最好的。阴气主收、主降，秋季和冬季正是阴长阳消的季节，利用这个时段来养阴，可以达到事半功倍的效果。

四时调理，五脏常安

按照中医五行的观点，一年四季可以分成春、夏、长夏、秋、冬五个时段，分别对应肝、心、脾、肺、肾五个脏器。所以，在养生的时候，春季应该注意养肝，夏季重养心，长夏重理脾，秋季重养肺，冬季宜调肾。

春天乍暖还寒，风邪最易伤人，而肝气不舒、肝火上炎等症状十分常见，所以要注意平肝息风、疏肝解郁。夏季天气炎热，火邪最盛，很容易出现心阴不足、心火上炎的表现，要注意养心安神、泻火。长夏脾胃当令，湿邪最盛，很容易发生脾胃不和，出现食欲差、恶心、呕吐等表现，宜注意理气健脾、清热祛湿。到了冬季，天寒地冻，寒气当令，肾阳易伤，应该重视防寒保暖、养肾护精。

中医讲究五行，而四季只有春、夏、秋、冬四个季节，所以，中医根据“五运六气”学说，将夏季分成两部分，四月、五月为夏，六月为长夏。长夏在五脏对应的是脾。不同于夏季的炎热，长夏的主要特点是湿热。

五时	春	夏	长夏	秋	冬
五行	木	火	土	金	水
五脏	肝	心	脾	肺	肾
五化	生	长	化	收	藏

节气养生的 4 个节点

一年四季的二十四个节气中，尤其要注意 4 个节点，分别是春分、夏至、秋分、冬至。这 4 个节气分别在每年阳历的 3 月、6 月、9 月和 12 月。

春分和秋分，正是昼夜平分的时候，此时，阴阳平衡。而夏至和冬至则是阴阳最不平衡的时候，夏至时，白昼最长、夜晚最短，此时人体的阳气最盛，一定要注意克制，不然心阴不足，就会因心火亢盛而引发疾病。冬至时，体内的阴气亢盛，而阳气最弱，如果不注意保护，就会造成肾中虚寒。

饮食均衡，病痛不来

《黄帝内经·素问》中说："五谷为养，五果为助，五畜为益，五菜为充，气味合而服之，以补精益气。"这一饮食原则也适合现今人们的饮食。

中国营养学会专家编写的《中国居民膳食指南》中推荐，人们的日常饮食应该食物多样、营养均衡。一日三餐分配要合理，食物中，应该以谷类为主，注意粗细搭配，多吃蔬菜、水果和薯类，适量吃、鱼肉、蛋、奶，并强调饮食应少油、少盐，清淡为宜。

饮食有节，延年益寿

《黄帝内经》中说："饮食自倍，肠胃乃伤。"这句话强调的是饮食要定量，习惯性的过饱与过饥对身体健康都有伤害，可以说，少吃一点是健康长寿的基础。

那么，一天三顿饭该吃多少合适呢？答案是因人而异。每个人每天需要的能量是不同的，应该根据个人的年龄、身高、体重、季节、职业、经济状况等进行综合考量，决定每餐的进食量。

中国的第五大发明，二十四节气

入选非遗的二十四节气

2016年，我国的"二十四节气"入选联合国人类非物质文化遗产名录。它是中国人特有的时间知识体系，千百年来逐渐发展并被应用于日常生活，指导人们了解天象和气温变化，指导农事生产，影响人们生活的方方面面。

二十四节气起源于黄河流域，早在春秋战国时期，我国就已经能用土圭（在平面上竖一根杆子）来测量正午太阳影子的长短，确定冬至、夏至、春分、秋分四个节气。随着不断地总结与发展，人们对节气的认识越来越丰富和科学，到了秦汉时代，二十四节气基本确立。公元前104年，由邓平等人制定的《太初历》不仅正式将二十四节气收入历法中，还确定了二十四节气的天文位置及其对农业生产的指导意义。

一年有四季二十四节气，这些节气都是怎么分的呢？其中，春季有6个节气，分别是立春、雨水、惊蛰、春分、清明、谷雨；夏季有6个节气，分别是立夏、小满、芒种、夏至、小暑、大暑；秋季有6个节气，分别是立秋、处暑、白露、秋分、寒露、霜降；冬季有6个节气，分别是立冬、小雪、大雪、冬至、小寒、大寒。

从天文学角度来说，二十四节气是根据太阳的运行轨迹来划分的。太阳从黄经零度起，沿黄经每运行15° 即为一个节气。每年运行一周，共360° ，分为二十四个节气，每月2个。二十四节气反映了太阳在一年中的运动规律，所以节气在现行的公历中日期基本固定，上半年一般在6日、21日，下半年在8日、23日，前后相差一两天。

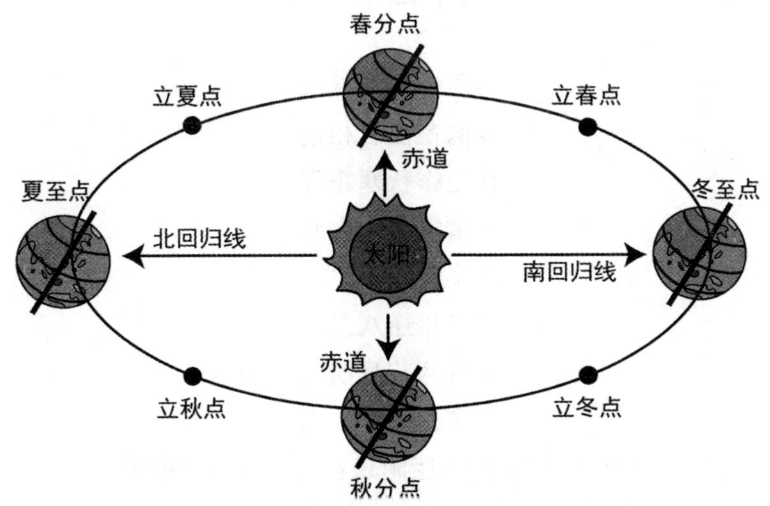

二十四节气的特点

仔细研究二十四节气的名称，就会发现它们具有如下特点：

反映季节变化：二十四节气中，立春、春分、立夏、夏至、立秋、秋分、立冬和冬至8个节气将一年分为四个季节，其中春分、秋分、夏至、冬至是太阳高度变化的转折点，也是季节由始转深的标志。需要注意的是，立春、立夏、立秋、立冬虽然是从天文上划分的，但有很强的地域性，比如立春节气，我国长江以南地区温度已经普遍回升，开始进入春季；而东北地区仍旧冰天雪地，还没有走出寒冬。

反映温度变化：小暑、大暑、处暑、小寒和大寒5个节气反映了一年不同时期的寒暑程度及气温的变化。比如处暑，就是出暑，意味着炎热的夏天即将过去，凉爽的秋天就要来临。

反映气候特征：雨水、谷雨、小雪、大雪4个节气反映了降雨、降雪的时间和强度；白露、寒露、霜降表明水汽凝结、凝霜等现象以及温度逐渐下降的过程和程度。

反映自然物候：惊蛰、清明反映自然物候现象，尤其是惊蛰，表示天上的初雷和地下蛰虫的复苏，向天地万物通报春回大地的信息。

二十四节气歌

春雨惊春清谷天，
夏满芒夏暑相连。
秋处露秋寒霜降，
冬雪雪冬小大寒。
上半年逢六二一，
下半年逢八二三。
每月两节日期定，
最多相差一二天。

（新华字典第11版附录：二十四节气歌）

关于二十四节气歌，流传着许多版本，这是我们最熟悉的一个。

二十四节气与七十二候

每个节气前后相隔 15 天，而我们又把每 5 天称为“一候”，“三候”为一个节气，二十四个节气共七十二候，每一候均以一种物候现象作代表，反映了当时的气候特征和特殊现象。其中植物候应有植物的幼芽萌动、开花、结实等；动物候应有动物的始振、始鸣、交配、迁徙等；非生物候应有始冻、解冻、雷始发声等。七十二候候应的依次变化，反映了一年中气候变化的一般情况。虽然有些物候活动描述不是十分准确，不够科学，但对于了解古代气候和变迁仍具有参考价值。

第二章
春季之立春

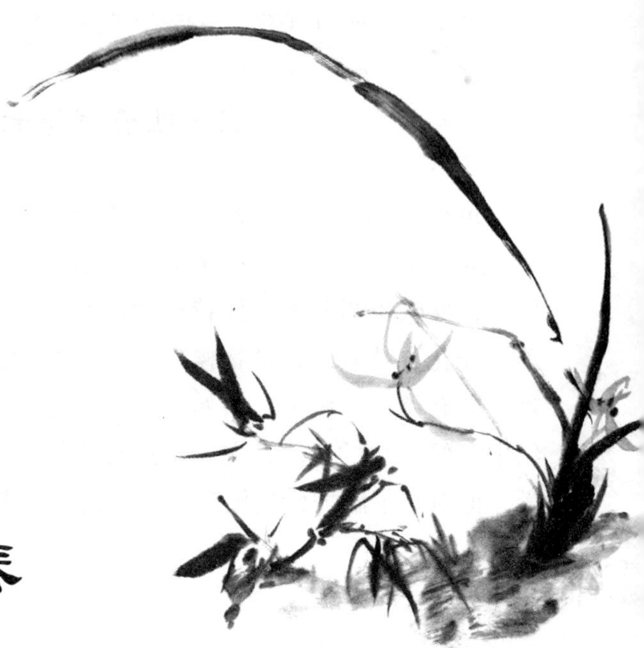

立春偶成

（宋）张轼

律回岁晚冰霜少，春到人间草木知。
便觉眼前生意满，东风吹水绿参差。

节气解说

立春为春季的第一个节气，寓意春季的开始，时间大约在每年 2 月 3~5 日，太阳位于黄经 315° 时。

《月令七十二候集解》中有："立春，正月节。立，建始也。"立春，就意味着春季的开始。我国古代将立春的十五天分为三候，即"一候东风解冻，二候蛰虫始振，三候鱼陟负冰"。意思是说，东风送暖，大地开始解冻；五日后，蛰居的虫类慢慢在洞中开始苏醒；再过五日，河里的冰开始融化，鱼开始到水面上游动，水面上还有残存的冰片，如同被鱼负着似的漂浮在水面上。

从古至今，在民间人们都十分重视立春这个节气，会在这一天吃春饼和春卷，称为"咬春"。3000 多年前我国就有迎春仪式，延续至今形成了许多风俗习惯。"立春"特有的民俗风情和文化内涵相当丰富，而且不仅汉族重视"立春"，一些少数民族也过这一岁时节日，比如白族称"立春"日为"催春节"，侗族在"立春"这天有表演春牛舞的活动等。

我国民谚有"一年之计在于春"的说法。《事物记原》记载："周公始制立春土牛，盖出土牛以示农耕早晚。"后世历代封建统治者在这一天都要举行鞭春之礼，意在鼓励农耕，发展生产。

俗话说"打春冻人不冻水"，立春后天气乍暖还寒，人体腠理变得疏松，对寒邪的抵抗力减弱，而且初春时节气温虽然有了一定程度的回升，但冬日的寒气并未完全消散，倒春寒时常来袭。因此，穿衣要注意保暖，应该上薄下厚缓减衣，尤其是老人、儿童和体弱的人更要注意，以防受寒引起感冒，加重或诱发慢性支气管炎、关节炎等慢性病。

饮食保健

立春是二十四节气中的第一个，也是春季的开始。告别了适宜进补的严冬，到了立春，饮食应该注意以下几个方面。

饮食清淡护脾胃

春季在五脏中对应的是肝脏，所以从立春开始，肝气开始生发，很容易出现肝气旺的情况，而旺盛的肝气和肝火会直接影响脾胃的功能，所以，饮食上，在注重养肝的同时也要护脾胃，多吃一些清淡、易消化的食物，多喝汤、粥，食材上，山药、南瓜、莲子、粳米等可以适当吃一些。

饮食讲究甘润

进入春天，我国很多地区，尤其是北方，除了天气冷热变化快之外，空气还很干燥。这时候应该吃一些甘润的食物，改善干燥、寒冷的感觉。中医中说的甘味，不是指味道甜的食物，而是那些有滋养作用、口感上偏向于甜的食物，比如大枣、山药、甘薯、桂圆、栗子等。用它们熬粥、炖汤或做菜吃，对滋养脾胃、养阴润燥都有不错的效果。

养护阳气食春韭

我们都知道，春季要养阳气，所以春天可以吃一些豆芽、韭菜、香菜、虾仁等有助于阳气生发的食物。这里要重点说的是春韭。现在一年四季都可以吃到韭菜，但春韭是最有营养且味道最佳的。春韭味道辛香，水分足，具有养肝、补阳等保健功效。春季一般人体肝气偏旺，容易影响脾胃的消化吸收功能，而春韭能养脾胃阳气，改善脾胃功能，适合春天吃。但应注意，春韭虽好，也不要多吃，以免引起不适。

节气好食：春韭美食

我国唐代大诗人杜甫有“夜雨剪春韭，新炊间黄粱”的诗句，说的是早春时节，客人来访，诗人用自家菜园的新鲜韭菜宴客的情景，可见春韭何其鲜美。下面介绍几道韭菜做成的养生美食。

虾仁韭菜

材料

韭菜 250 克，虾仁 100 克，鸡蛋 1 个，植物油、盐、酱油、淀粉各少许。

做法

1. 虾仁洗净，鸡蛋打散放入小碗，加入淀粉调成糊，将虾仁放入碗中拌匀；韭菜择洗干净，切成段。

2. 锅烧热，倒入少许植物油，烧热后先倒入虾仁，蛋糊凝住后下入韭菜，翻炒至将熟，加入盐、酱油调味即成。

功效

这道菜用到虾仁和韭菜，补肾养阳的效果很好。韭菜富含粗纤维，可促进肠道蠕动，对改善上火便秘也有帮助。

韭菜盒子

材料

发面面团 400 克，猪肉韭菜馅 300 克，植物油适量。

做法

1. 将面团揉匀，分成小剂子，擀成面皮备用；取适量猪肉韭菜馅，包到面皮中，捏拢面皮再压扁成韭菜盒子生坯。

2. 平锅中放适量植物油，油热后放入韭菜盒子生坯，用小火煎至两面呈金黄色即成。

功效

一年四季，春天的韭菜是最好吃的，有“春韭秋菘”的说法。韭菜俗称“起阳草”，最能温肾补阳。而且韭菜中还含有大量的粗纤维，能促进肠道蠕动，排出毒素。

绿豆芽炒韭菜

材料

绿豆芽 250 克，韭菜 100 克，盐、醋、鸡精、植物油、花椒各适量。

做法

1. 绿豆芽择洗干净；韭菜择洗干净，切段。

2. 热锅中放入适量植物油，烧热后下花椒爆香，倒入绿豆芽快速翻炒，加盐炒匀，加入少许醋和鸡精，翻炒均匀，倒入韭菜，翻炒均匀即成。

功效

这道菜脆嫩鲜香，绿豆芽是芽菜，正适应春天生发的特点，春韭养阳气，非常适合此时来吃。如果觉得市场销售的豆芽不安全，可以学着自己发豆芽，更加健康。

韭菜木耳炒鸡蛋

材料

韭菜 250 克，鸡蛋 2 个，木耳（泡发）40 克，植物油、盐各适量。

做法

1. 韭菜择洗干净，切段；鸡蛋打入碗中，搅匀；木耳切丝。

2. 锅中倒入适量植物油，倒入蛋液翻炒熟，出锅。

3. 底油倒入木耳翻炒，加入韭菜略炒，倒入鸡蛋，加盐，翻炒至熟。

功效

春韭鲜嫩可口，有“春菜第一美食”的美誉，搭配木耳、鸡蛋，可养肝、调脾胃。

起居保健

适当春捂防疾病

在漫长的冬季，为了御寒，人们的穿着往往比较厚重。每年立春之际，总会有很多爱美的姑娘们认为寒冬已经过去，早早就换上了单薄的衣服，脚踩单鞋，迎接春天的到来。殊不知，“三月的天，孩子的脸”，虽然立春之时天气已转暖，白天温度也已回升，但是夜间的温度依然很低，昼夜温差大，气温十分不稳定。

中医认为冬季属于冬藏，经历一个冬天，人体阳气虚衰，正气不足，且各种致病微生物也随着春季的到来而渐渐活跃起来，正是流感发生的高峰期。同时西医也认为春寒会使血管收缩，血压升高，引发各种心脑血管疾病。因此春季衣物的选择尤其要上心，应秉着“春捂秋冻不生杂病”的原则，不要急着脱去棉衣，穿着一些保暖舒适、透气良好，便于增减的衣物，注意背部、腹、颈、膝、足等部位的保暖。穿衣应按照上薄下厚的原则，避免寒气从人体下部侵袭，引发疾病。

早春不宜过早穿单鞋

刚刚入了春，不少人就急忙脱掉冬鞋，换上了单鞋，在年轻人中流行不穿袜子，所以在大街上，很常见的穿法是上面棉衣，下面光脚穿单鞋。这种穿法也许很流行，但从健康角度讲，真的不可取。

俗话说，病从脚下起，寒凉邪气最容易从脚底进入人体，而且，脚和小腿部位有多条经脉穿行，受凉后容易引起内脏疾病。

所以，早春时节，记住脚下保暖，不要着急脱掉厚鞋子和袜子。

顺应节气，晚睡早起

春季睡眠应遵循晚睡早起的规律起居。《黄帝内经·四气调神大论》这样写到："春三月，此谓发陈。天地俱佳，万物以荣。夜卧早起，广布于庭。"意思是说，春天是推陈出新，万物生长复苏之际，人们应当适当的晚睡早起。当然晚睡也不宜超过 11 点，以免影响人体的正常代谢，反而不利于人体健康。

春季是主生发的季节，人体作为自然界的一部分也要遵循这一规律，因此立春到来时，大家应该从冬季低迷的状态中清醒过来，不要再窝在家里睡懒觉，趁着春光明媚多做一些户外运动，帮助阳气生发。

心情愉悦莫动怒

人的情志活动与气血的正常运行密切相关，肝在五行属木，通于春，喜畅达疏泄而恶抑郁，如树木一样具有生长发散的特性，对于调节气机的生发起主要作用。

春季万物生发，阳气极容易生发太过，使人的性格变得暴躁易怒，发怒则会使肝火愈旺，肝火旺又使人更加暴躁易怒，如此反复，就会形成恶性循环，所以人们在春季要适度控制自己的情绪，要多接触积极向上的事物，避免过于暴躁，同时也要避免抑制太过，使人过于压抑，不良的情绪会导致肝气郁滞不畅。

拥有健康的心态，豁达开阔的心胸，与人交往时保持愉快平和的心境，不仅在春季很有必要，在日常生活中也要时时注意，对于养生保健大有裨益。

运动保健

结伴春游心情好

顾名思义，春季出游，也称为踏青，是我国一项古老的民俗活动。立春之时，冰雪渐渐消融，春光和煦，微风拂面，万木吐新，芳草茵茵，没有夏季的酷热难耐，也没有秋季的干燥烦热，更没有冬季的寒冷刺骨，泛舟游湖，漫步竹林，处处都是一派清新柔和的景色。置身于此景，人们心情开朗平和，精神振奋，有助于生发阳气，疏肝解郁，促进气血的运行，加强全身的血液循环和新陈代谢，锻炼心肺功能，强健筋骨，有效降低心脑血管系统疾病的发病率。

然而，大家要记得初春天气变化无常这一特点，出门时一定要留意天气变化，备好衣物，带好雨具，鞋袜以舒适保暖为主，最好结伴而行。老人、儿童以及体质虚弱的人一定要量力而行，千万不要过度劳累。

隔日慢跑要坚持

慢跑又称缓步、缓步跑，是一种中等强度的运动。立春时阳气虽然开始逐渐生发，但是阳气依然很虚弱，剧烈的运动会使人体内阳气大量耗散，使人体更加虚弱，易受风邪侵袭。因此，慢跑这样的温和运动更适宜立春时节，最好每隔一日再慢跑，尤其适用于久坐的上班族、学生、老年人以及想要减肥的人群。

慢跑持续时间不必很长，重点是注意跑步时要保持正确的姿态，呼吸深长而有节奏，以主观无不适感觉为宜。刚开始的时候运动时间应控制在10~15 分钟，最佳运动时间为 17~18 点之间，任务量随着锻炼时间的增长而逐渐增加。

慢跑对于增强人体心肺功能也有显著的效果，能有效改善肌肉萎缩以及冠心病、高血压、动脉粥样硬化等心脑血管疾病。对于快节奏生活的现代人来说，慢跑这种快捷方便的运动方式无疑是很好的运动选择。

日常养生保健

练练太极拳

太极拳，也称绵拳，国家级非物质文化遗产，是以中国古代阴阳辨证思想为核心，结合中医经络以及古代导引术等形成的既可搏击对抗，又可强身健体、修心养性的一种传统拳术。其动作柔和缓慢、含蓄内敛、刚柔并济，十分适合作为立春的运动项目。

太极拳可以积极调节大脑功能，调畅全身之气，正好顺应春季，引导阳气的生发以及正常运行，平衡人体内的气血阴阳，也就是提高人体的免疫力，同时它还可锻炼全身的肌肉、关节以及骨骼，强健腰膝，使活动轻劲有力，对于失眠、神经衰弱、骨关节病以及消化系统疾病等均有显著疗效。此外，还可以选择其他如太极剑、太极扇、太极球等运动器具加以锻炼，达到强身健体的目的。

简单易行的“干梳头”

《养生论》云“春三月，每朝梳头二百下”。春季每天梳头是很好的养生保健方法。因为春天是自然阳气萌生升发的季节，这时人体的阳气也顺应自然，有向上向外升发的特点，表现为毛孔逐渐舒展，代谢旺盛，生长迅速。故春天梳头，正符合这一春季养生的要求，有宣行郁滞，疏利气血，通达阳气的重要作用。

现代中医学研究表明：人体重要的十二经脉和四十多处常用穴位以

及十多个特殊刺激区均汇聚于头部。对这些穴位和经脉进行按摩或刺激，可以疏通十二经脉，促进大小周天血液循环、使气血流畅。大脑神经功能在按摩中得到调节，脑部的血液循环加快，增强脑细胞的新陈代谢，延缓脑细胞的衰老，增强记忆力，醒脑提神，还能消除各种劳累疲倦、失眠烦躁、三叉神经痛、偏头痛、高血压、脑动脉硬化、脑血栓等。同时由于手指的末端最敏感，干梳头不仅能刺激大脑皮层、也能将刺激通过经络传导到心脏，起到养心通络的作用。十指干梳头就是对心脑的呵护和对急性病发作的预防，只要坚持做大有益处。

“干梳头”操作方法非常简单，手呈弓形，五指尖及指腹深插入头发中，梳同侧的半边头，从前发际一直梳理至后发际，每回以 50~100 次为宜。每天清晨起床后梳一回，中午休息后梳一回，晚上休息前再梳一回。只要持之以恒，就会感到脑清目明，精力充沛，睡眠良好，白发变黑，食欲增加。

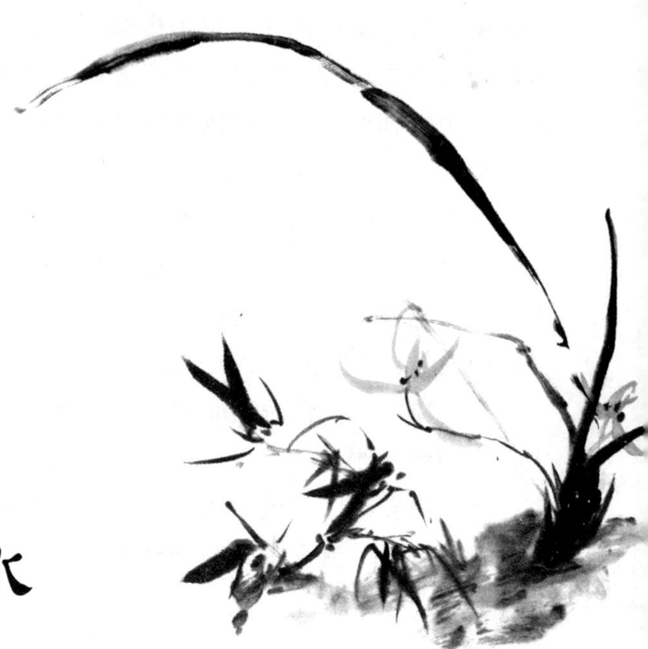

第三章 春季之雨水

春夜喜雨

（唐）杜甫

好雨知时节，当春乃发生。
随风潜入夜，润物细无声。
野径云俱黑，江船火独明。
晓看红湿处，花重锦官城。

节气解说

雨水，是春季的第2个节气，一般发生在每年的2月18日或19日，此时太阳位于黄经330°。《月令七十二候集解》："正月中，天一生水，春始属木，然生木必生水也，故立春后继之雨水。且东风既解冻，则散而为雨矣。"这说明，雨水节气天气还比较冷，加之有雨水降临，所以寒湿较重，一定要注意防护。

雨水期间"七九河开，八九雁来"，一幅冬末春初的风景。常言道"立春天渐暖，雨水送肥忙"。一年之计在于春，对农民们来说，雨水节气正是农耕的关键时期，而我们的生活也充满了新的希望。雨水节气有一个传统节日，就是农历二月二"春龙节"，这一天，龙王会抬头，雨水会逐渐增多，万物随之复苏。民谚有"二月二，龙抬头，大仓满，小仓流"，反映了人们希望龙神能多降甘霖，赐福人间的美好愿望。

中医认为，人体的五脏中，肝气与春季相应，春季易使肝旺，肝喜条达而恶抑郁。所以春季养生应注重养肝，应该顺应阳气自然升发舒畅的特点，以舒肝为重点。一方面要注意从饮食上调节，多吃养肝疏肝的食物，少吃辛辣刺激性食物；另一方面，情志的调理对养肝非常重要，养肝切忌"怒"，宜保持愉悦的心情与宽阔的胸怀。

另外，雨水时节，民间有"反了春，冻断筋"的说法，风寒和风湿是这个节气的主要病邪，还要特别注意保护脾胃，预防感冒。

饮食保健

调理肝脾，少酸增甘

春季在五行属木，在五脏之中，与春季对应的是肝脏，肝脏具有排毒、解毒的功能，其性喜舒畅调达，因此春天要注意养肝、疏肝，如果肝气升发太过或肝气郁结，则会损伤肝脏，到了夏季容易生病。

很多人都知道春季宜养阳、养肝，而肝在五味中对应的是酸，那是不是多吃酸的就能补肝，有利于春季养生呢？唐代孙思邈的《千金方》中说春季饮食宜“省酸增甘”，即应该减少酸味食物的量，增加甘味食物的量，这样做的目的是养脾胃。因为春季时肝气很旺，而酸味食物有收涩的作用，不利于肝阳的生发，而肝气（火）过旺会干扰脾脏的功能，使脾胃出现虚弱症状。五味之中，甜味入脾，春季适量补充甜味食物能加强脾的功能。推荐吃些新鲜的水果、野菜、红枣、芹菜、洋葱、韭菜、小米、南瓜、山药、糯米等食物。

春季养肝，适当吃芽菜

春季生机盎然，阳气升发，因此饮食也要顺应这样的特点，多食辛甘有发散性质的食物。春季适合吃一些芽菜，包括黄豆芽、绿豆芽、豌豆芽、香椿芽等，它们具有升发阳气的作用。

豆芽是不同豆类培育出的可以食用的芽菜，古人赞誉它是“冰肌玉质”“白龙之须”，其外形像一把如意，所以又称“如意菜”。我们常吃的豆芽有绿豆芽、黄豆芽、黑豆芽、豌豆芽等。豆子在发芽的过程中，在酶的作用下，钙、磷、维生素等营养素被充分释放出来，更容易被人体吸收和利用。不同的豆芽保健功效也有差别，其中，绿豆芽容易消化，能清热解毒、利尿清火，适合目赤肿痛、小便涩痛、便秘患者。黄豆芽的维生素 B_2 含量高，春季适当吃可以用于预防口角炎。黑豆芽则具有养肾、利尿、消肿的作用，肾阴虚上火的人可以适当吃。而豌豆芽富含维生素 A，钙、磷等营养素，适合养肝。

节气好食：早春养肝这样吃

杞菊粥

材料

银耳 15 克，枸杞子 10 克，杭白菊 10 克，茉莉花 10 克，粳米 100 克。

做法

1. 银耳水发后撕成小片、杭白菊适当泡发，与粳米共同煮粥。

2. 待粥煮至六成熟时，加入枸杞子，继续煮熟，再放入调料和茉莉花，即可食用。

功效

这道粥里用到了能滋养肝肾的枸杞子，清热平肝的白菊花，还有疏肝理气的茉莉花，是春季养肝的常用药粥。

猪肝绿豆粥

材料

新鲜猪肝 100 克，绿豆 60 克，大米 100 克，盐、味精各适量。

做法

1. 猪肝洗净、切成片或条状，待用。

2. 将绿豆、大米淘洗干净，放入锅内同煮，大火煮沸后再改小火慢熬；煮至八成熟后，将切成片或条状的猪肝放入锅中同煮，待绿豆软烂、粥熟后加盐、味精调味，即可食用。

功效

猪肝可补肝养血、明目；绿豆可清热解毒。此粥补肝养血、清热明目、美容润肤，特别适合那些面色蜡黄、视力减退、视物模糊的体弱者以及经常熬夜之人。但寒凉体质者应避免服食，老年人和儿童也不应多食。

玉米松仁粥

材料

玉米面 50 克，熟松仁 15 克，白砂糖少许。

做法

1. 玉米面同熟松仁一起加少量清水调匀；锅中加少量水，烧开，下入玉米面，用勺子沿一个方向搅拌，直至玉米面均匀散开呈稀糊状。

2. 关火，根据个人口味加少许白糖调味即可。

功效

中医理论认为，五脏中的肝对应春季，肝开窍于目，春季容易出现眼干、眼涩等问题。玉米中含有丰富的维生素 A，对眼睛健康有益，但维生素 A 是脂溶性维生素，只有溶解在油脂中才能发挥更好的补益作用，而松仁富含油脂，二者相辅相成。

玉米春笋老鸭汤

材料

老鸭肉 250 克，春笋 150 克，玉米粒 50 克，枸杞子 10 克，盐、清汤、料酒、姜片、葱段、胡椒粉各适量。

做法

1. 老鸭肉切块，在沸水中汆烫一下；春笋汆烫备用。

2. 锅中放少量植物油烧热，放入姜片、葱段、鸭块炒香；加入清汤、料酒、少量盐略煮后放到砂锅中。

3. 先用小火煲汤 1 小时；再加入玉米粒、枸杞子，煮半小时，最后加入盐、胡椒粉调味即成。

功效

新鲜的春笋气味清香，同老鸭肉搭配，能解其油腻。这道汤能滋阴平肝、补益脾胃、降脂减肥。

起居保健

追随太阳不熬夜

很多人总是在纠结，到底怎样睡眠才是最健康的，其实很简单，跟着太阳就可以了。

太阳与我们体内的阳气是相对应的，因此当太阳高高升起时，就是人体内阳气旺盛的时候，此时应进行各种活动，即便是选择午睡一会儿，时间也最好不要超过1小时，以免加重“春困”，整个人总是精神倦怠，而当太阳下山后，人体内的阳气也藏了起来，此时就应该进入梦乡了。这一规则体现在雨水便是晚睡早起。虽然现在由于各种各样的原因，很少有人真的能早早睡觉，但是请一定记得不要熬夜，不仅影响体内脏器的正常代谢活动，还容易扰乱阳气，引发高血压等疾病。

有早起晨练习惯的人应适当推迟运动时间，在太阳升起，祛除寒湿后进行一些柔和的运动，比如慢跑，打太极拳等，适应节气以强健体魄。

调理情绪，身心健康

春季天气变化不定，人的心情也容易受到影响，使人心神不安，这种坏的情绪容易导致疾病的发生，对有高血压、心脏病及哮喘等疾病的病人影响更大。所以此时一定要注意情绪的变化，通过运动、与亲友聊天等方式纾解不好的情绪。

运动保健

体育锻炼贵在坚持

经常动脑和经常锻炼是人保持身体健康和健康长寿的重要功课。对现代人来说，整天面对电脑工作，回家了三餐丰盛，又有内容丰富的电视节目和互联网的陪伴，导致了很多人的锻炼时间越来越少，而肥胖、心脑血管疾病、骨质疏松症、糖尿病等疾病的发病率越来越高、年龄越来越小，要改善这种状况，体育锻炼非常重要。

体育锻炼贵在持之以恒。细心观察可以发现，很多人的锻炼属于以下两种情况：一种是想起来就锻炼，想不起来或者懒惰了就不锻炼；一种是锻炼起来十分忘我，一定要达到气喘吁吁、满头大汗，甚至连路都走不动的地步。这两种情况都不可取。

春天来了，天气转暖，人们开始脱掉身上厚重的冬装，也推荐大家加入积极锻炼的行列中来。春季多锻炼，可以增强身体的免疫力，减少感染性疾病的发生，持续的锻炼还能改善心肌功能，促进血液循环，降低血脂，避免发生肥胖。另外，户外锻炼可以改善大脑供氧，对缓解春困也有益处。

春季锻炼的强度，以运动后感觉全身温暖或微有汗出为度。

对于体育锻炼项目的选择要因人而异。太极拳、广播操、健步走等比较和缓，适合中老年人和体质较弱的人。体力较好的人可以选择慢跑、骑自行车、游泳等。只要自己喜欢并能够长期坚持，就是好的锻炼方式、

早春锻炼护膝盖

早春时节，万物复苏，人们也愿意出门参加各种锻炼了。但早春时

节，天气变化不定，早晚比较凉，尤其在北方，温度仍然很低。出门锻炼时，可以穿轻薄一些的运动装，但一定要注意保护膝盖。

第一，建议戴上护膝，具有保暖效果，也能预防在进行跑步等运动时引起的损伤。第二，正式开始锻炼前要做膝关节的准备活动，使得膝关节充分放松，减少运动损伤的发生。第三，如果选择跑步运动，要注意脚踩地时不要用力过猛，以缓冲震动。

如果运动中或运动后，自己感觉膝关节疼痛不适，就休息一下，暂时不要运动，休息到疼痛减弱或者消失为止。膝关节扭伤，最初的症状一般为疼痛、肿胀，影响走路和运动等，一般休息几天会得到缓解，但仍建议去医院咨询医生和做必要的检查，以免耽误病情。

日常养生保健

艾草祛风湿

雨水之时，湿气较重，湿邪又常常与寒邪一起侵害人体致病。所以每年的这个时候，风湿病患者往往痛苦不堪。

艾草是一味常用的中药，《本草纲目》记载：艾以叶入药，性温、味苦、无毒、纯阳之性、通十二经、具回阳、理气血、逐湿寒、止血安胎等功效。更有“艾叶能灸百病”的美誉，且艾灸价格便宜，操作简单，十分适合风湿病患者自己在家中进行治疗。方法为：用艾叶煮水，沸腾后用蒸汽熏蒸患处至浑身出汗，可以有效缓解病痛。没有风湿疾病困扰的普通人也可以熏艾草，因为它气味芳香，具有宁心安神、僻秽消毒的作用，在室内点燃生成的烟雾可以杀死大量致病菌，还可以健脾祛湿，起到防病保健的作用。

当然，大家也要注意熏艾结束后要将艾草完全熄灭，以免引发火灾。

艾草防流感

初春时节，各大医院的门诊量迅速增加，因为气温变化快、温差大，且各种病毒肆虐，很多人患上了流感，尤其是老人、儿童以及平时工作忙、压力大的人群。这些人多为体质偏虚的类型，如气虚体质、阳虚体质等。用艾条熏蒸房间的方法，可对抗多种病毒和细菌，对预防流感有帮助，读者们不妨试一试。

方法为：一间 10 平方米左右的房间只要点燃 3~4 根艾条，密闭熏蒸 30 分钟即可，一周进行 1~2 次，效果很好。

很多家庭都会准备一些艾条用于艾灸，是一种传统的理疗方法。艾条是由艾草制成的，具有温通经络、益气活血、散寒止痛、祛寒温中、补正固阳等保健功能，对风湿、胃病、高血压、支气管炎等病症有一定的效果。

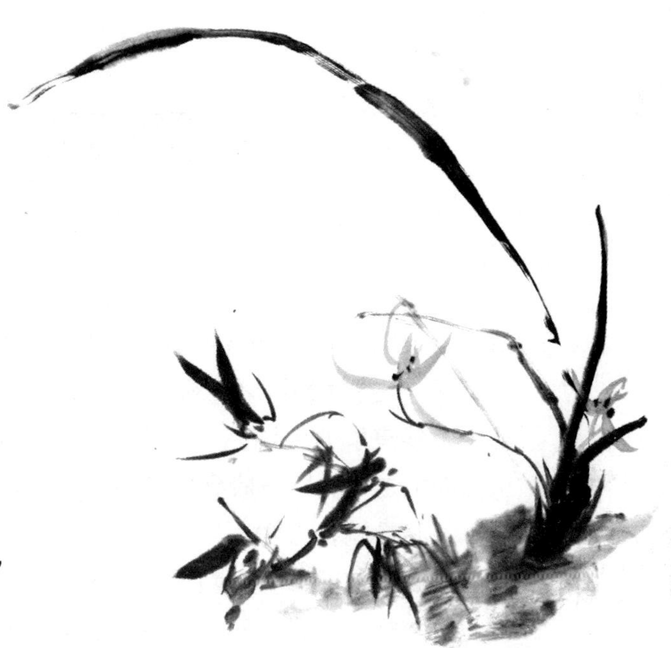

第四章 春季之惊蛰

观田家（节选）

（唐）韦应物

微雨众卉新，一雷惊蛰始。
田家几日闲，耕种从此起。
丁壮俱在野，场圃亦就理。
归来景常晏，饮犊西涧水。

节气解说

惊蛰，是春季的第 3 个节气，时间通常为每年的 3 月 5 日或 6 日，这一天，太阳到达黄经 345° 时。“蛰”就是藏的意思，惊蛰的意思是指天气回暖，春雷始鸣，惊醒了蛰伏于地下冬眠的昆虫，万物复苏。《月令七十二候集解》中说：“二月节，万物出乎震，震为雷，故曰惊蛰。是蛰虫惊而出走矣。”一般到了惊蛰前后，各地天气已开始转暖，春雨降临。

“春雷响，万物长”，春雷的天气是我们在惊蛰节气比较常见的天气状况。到了惊蛰节气，我国大部分地区气温回升，雨水增多，正是大好的“九九”艳阳天，中国人自古就很重视惊蛰这个节气，把它视为春耕开始的日子。农谚也说“过了惊蛰节，春耕不能歇”“九尽杨花开，农活一齐来”。

虽然日照时间明显增加，但是因为冷暖空气交替的原因，气温波动还是很大。初春是疾病高发的季节，《黄帝内经》中说“正气内存，邪不可干”，意思是，人体正气充盛，邪气就没有侵入机体的机会，人也不容易患病。所以，惊蛰时要注意调理，提高身体的抗病能力。

在我国北方，春季风沙很大，《黄帝内经》中说“风为百病之长”，春季感受风邪容易引起头痛、关节痛、风疹等疾病，应该加以重视。

饮食保健

饮食贵精不在多

有民谚说“饭时节一口，活到九十九”，现在人们生活好了，三餐越吃越好，但是肥胖、糖尿病等疾病的发病率却越来越高了，所以，现在城市人要担心的不是没得吃，而是吃太多。

近期的研究表明，轻微饥饿有助于延长寿命。轻微饥饿的状态对控制体重，减少高血压、高血糖的发生有帮助，而且饥饿感能激发体内细胞的潜能，减缓细胞的衰老，进而也减慢了人体衰老的进程。

这里说的轻微饥饿和简单盲目的节食是不同的，不是说每天少吃一两顿饭，相反的，每餐都要吃，只是要在数量上稍微减少一些，做到八分饱即可。如果容易觉得饿，可以少吃多餐。

吃得少了，就要吃得精一些，注意营养均衡，要保证各类食物都摄取到，蛋白质、维生素、矿物质等不能少。

吃什么解春困

春日天渐暖，昏昏欲睡、精力不济，这就是我们常说的春困。春困症状是一种正常的生理反应，天气变暖，人体的血液循环开始旺盛起来，大脑的供氧量则显得不足了。另外，温暖空气的良性刺激，对大脑活动也有抑制作用，使人感到困倦思睡，总觉得睡不够。

应对春困，应该多吃蔬菜和水果，以补充维生素和矿物质，对恢复精力，改善春困有帮助。推荐的食物有胡萝卜、南瓜、芹菜、青椒、菜花、番茄、香蕉、苹果、柑橘、草莓等。

节气好食：解春困食谱

天气暖和了，春困也来了，哈欠连天怎么办？从饮食上试试吧。

香蕉松饼

材料

低筋面粉150克，牛奶1袋，白砂糖20克，鸡蛋1个，香蕉1根。

做法

1. 用勺子将香蕉压成糊状。鸡蛋打散。将材料倒入低筋面粉中，搅拌均匀，呈稀糊状。

2. 平底锅中放少许油，使其均匀铺在锅底，用勺子将面糊舀到平底锅中，摊成面饼，煎至两面微黄，即成。

功效

香蕉富含钾和镁，能防止血压上升、放松肌肉，还能令人的心情放松。研究表明，香蕉中含有的一些成分具有减轻人的心理压力、缓解抑郁的作用。

芝麻酱菠菜

材料

菠菜 300 克，芝麻酱 2 大勺，盐、生抽各适量。

做法

1. 菠菜择洗干净，切成大段，在开水中焯一下，捞出放盘中。

2. 芝麻酱、盐、生抽混合，搅拌成芝麻酱，淋在菠菜上即成。

功效

菠菜富含胡萝卜素、维生素 C、钙质、铁质等多种营养素。它们能促进人体的新陈代谢，帮助解除春困。这道菜做法非常简单，营养素流失少，且含油量低，是春季不错的养生美食。

菠菜干豆腐

材料

干豆腐皮 1 张，菠菜 100 克，香菜、黄豆酱适量。

做法

1. 将干豆腐皮洗净，切成巴掌大小的方块。菠菜择洗干净，焯水，切成长段。香菜洗净。

2. 将菠菜段卷到干豆腐皮中，用香菜绑好。黄豆酱放入碟子中，作为蘸酱。

功效

用干豆腐皮做各种蔬菜卷非常简单营养，菠菜也可以换成黄瓜、胡萝卜等，清爽可口，对改善春困有帮助。

起居保健

日常起居防风邪

在我国很多地方，春季时的风沙很大，防风是养生保健的重要内容。《黄帝内经》中说“风为百病之长”，风邪很容易同寒邪、湿邪、热邪等一起侵袭人体，引起不适。风邪有两个特点：一是善袭阳位，也就是风邪容易侵袭人体上部，如头面部、背部、肢体等，引起头痛、头晕、鼻塞、颈项背部疼痛、肢体麻木疼痛、怕风等不适；二是风性善行数变，也就是风邪进入人体后，会不停地游走，所以风邪引起的疼痛感是游走不定的，袭击皮肤会引起荨麻疹、风疹，进入四肢会引起游走性的关节疼痛。所以，在天气还有些寒冷、风沙较多的春季，注意防风邪很重要。

春季防风邪，首先要注意增减衣服，适当捂一捂，远离风寒的侵袭。第二是居室白天通风，夜间一定要关闭门窗，以免虚邪贼风入侵。

运动保健

惊蛰最宜“放风筝”

放风筝是我国自古以来一项非常受欢迎的活动，更是惊蛰时节最适宜进行的户外运动。春季气候宜人，此时外出放风筝可以舒缓被“囚禁”了一冬的躯体，有助于肝阳升发，人们在跑步放风筝时，又可锻炼四肢的肌肉筋骨，加快全身气血津液的生成和运行，强筋健骨，预防疾病。其次，放风筝时，人需要看着空中的风筝，眼部的肌肉也就得到了锻炼，加之春季一片绿油油的景色，有利于缓解眼部疲劳，改善视力，对预防近视眼、老花眼等眼部疾病十分有效。最后，西医认为放风筝可以对各个骨关节及韧带进行适当的拉伸，不会像快跑这种激烈运动一样损伤韧带，抬着头还可锻炼脊柱，是个既能锻炼全身又温柔安全的运动。但是即便如此，我们依然要注意，虽然放风筝本身几乎没什么危险，但请一定要时刻注意脚下，只看空中的风筝很容易会使自己摔倒，尤其是老年人，骤然抬头或回头等动作会使肝阳上亢，肝风内动，使血压升高，脑供血不足，引发心脑血管疾病，得不偿失。所以请大家在放风筝时一定要注意安全。

饭后走一走

俗话说，“饭后走一走，活到九十九”。历代养生家都对散步十分青睐，认为“百练不如一走。”中医经典《黄帝内经》也提倡在春季“广布于庭”，可见以散步养生的方法在我国不仅历史悠久，而且简单方便且受人喜爱。

通过散步这种和缓放松有节奏的运动，可以使人心情愉悦，增加胃肠道的蠕动，使气血经络流畅通达，利关节而养筋骨，畅神志而益五脏。散步作为一种全民皆宜的健身运动，对于老年人以及长期不运动的办公一族而言是十分实用的。这些人由于经常不运动，缺乏锻炼，肌肉软弱无力，不能承受强度太大的运动，且春季应保养阳气，助阳气升发而不能出太多汗损伤阳气，所以散步就成了这些人最理想的运动方式。散步时，气血运行会微微加快，西医认为这会使大脑获得更多的氧气，使头脑更加活跃，加快办公一族的工作效率，预防老年痴呆。大家在散步时也可配合拍打，甩臂等动作进行，加强效果。

日常养生保健

懒人抻懒腰

一提起抻懒腰，大部分人就会想到懒惰，还很不雅观，但其实，抻懒腰是一项对于身体健康而言十分重要的运动。这么一个简单的动作就可以挤压我们的胸腔以及胸腔里面的心脏和肺，中医认为心主血脉，挤压心脏可以使心脏为全身各脏腑提供更多的血液，补充到大脑，人就会精神百倍，而肺主气，司呼吸，挤压肺可以使肺内积留已久的浊气排出体外，吸入更多的新鲜空气，使人神清气爽。此外，春季是主生发的季节，通过身体有节奏的伸缩，还能使全身，尤其是腰背部的肌肉得到锻炼，防治腰肌劳损，因此，对于经常坐着工作的白领一族来说，常常抻懒腰可以放松僵硬的脊背，使头脑清爽，简直就是克制春困的法宝。对于处于生长旺盛期的青少年，抻懒腰还可以纠正脊柱的不良姿态，矫正形体。即使在不困乏的时候，抻个懒腰也会觉得十分舒适，所以在此时，不爱运动的人们不仅要抻懒腰，还要大抻特抻，做到没事就抻，保持身体放松，头脑清晰，延缓衰老。

常按摩，防风邪

合谷穴、太阳穴和风池穴是三个很好的防风保健穴位，不妨每天按10~15 分钟，一定会收到很好的效果。

合谷穴，在手上，就是我们说的虎口位置，它是手阳明大肠经上的穴位，用拇指指腹按摩，能调理气血，改善人体的免疫力，抵抗外邪的伤害。

太阳穴在外眼角延长线上，常按摩可以疏通头部的气血。

风池穴在脑后，常按摩能提升阳气，提抗外邪入侵。

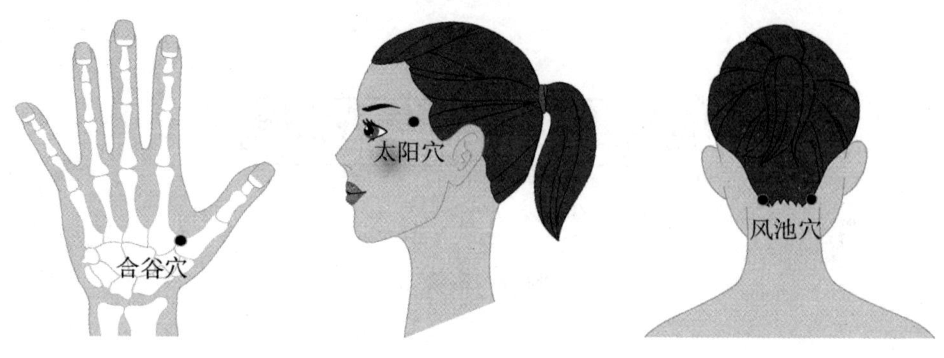

合谷穴、太阳穴、风池穴示意图

第五章

春季之春分

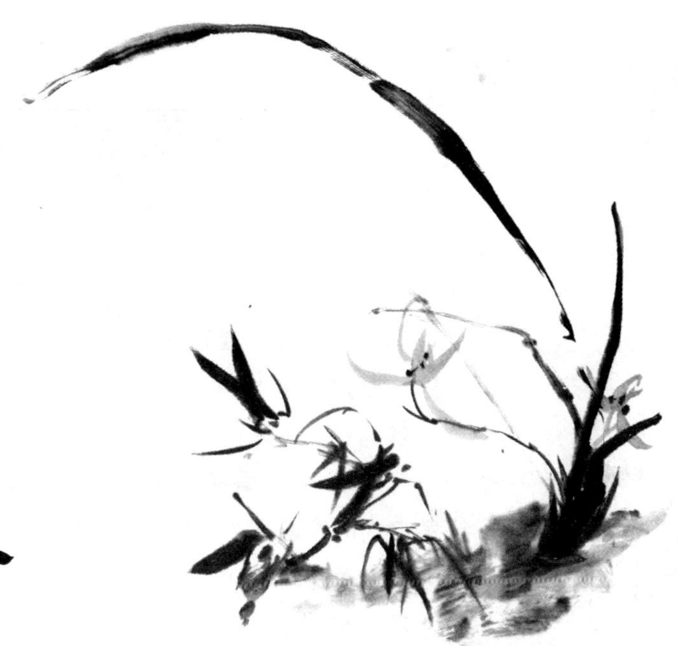

春分

佚名

春分雨脚落声微，柳岸斜风带客归。

时令北方偏向晚，可知早有绿肥腰。

节气解说

春分是春季的第 4 个节气。在每年的阳历 3 月 21 日前后，太阳位于黄经 0° 时，太阳的位置在赤道上方。《月令七十二候集解》中说："二月中，分者半也，此当九十日之半，故谓之分。"春分，一是说这一天昼夜平分，各为 12 小时；二是说春分正当春季三个月之中，平分了春季。一个"分"字道出了昼夜、寒暑的界限。古书中有"春分者，阴阳相半也，故昼夜均而寒暑平"的说法。

春分是春季的中分点，南北半球昼夜相等。从这一天起，太阳直射位置渐向北移，南、北半球昼夜长短也随之而变，北半球昼长夜短，南半球与之相反。春分一到，雨水明显增多，正是一个气候温和、雨水充沛、阳光明媚的好时节。

"春分者，阴阳各半也"，这句话说明春分时昼夜几乎是等长的，天地间阴阳也开始趋于平衡。所以，春分时节养生要以平和为期，要注重调和阴阳，抑制一下冬季旺盛的阴气，提升此时还略弱的阳气。养生时，补或泻的目的都是调整阴阳，以平衡为目的，这样做，才能有效地防治很多非感染性疾病。

此节气的饮食调养，应当根据自己的实际情况选择，忌偏热、偏寒、偏升、偏降的饮食误区，以调整偏颇的体质，争取阴阳平衡。

饮食保健

春分饮食，以平为期

人体的调养应该顺应自然的变化，身体才能健康和谐。春分时大自然阴阳各占一半，饮食上也要“以平为期”，保持寒热均衡，饮食忌大寒、大热，应多吃时令蔬菜和水果。可根据个人体质情况进行饮食搭配，如吃鸭肉、兔肉、河蟹等寒性食物时，最好佐以温热散寒的葱、姜、酒等；食用韭菜、大蒜等助阳之物时，最好配滋阴的蛋类。

另外，春天肝气旺易伤脾，因此应多食甘味的食物，如大枣、山药、菠菜、荠菜、鸡肉等；少吃酸味的食物，如柠檬、橘子等。饮食清淡是前提，很多地方入春有喝汤的习惯，可以多喝点绿豆汤、红小豆汤，或者喝点绿茶和花茶等，这样可以防止体内积热。

春分饮食勿忘健脾祛湿，春分时肝气旺，易乘克脾土，加之此节气雨水渐多，空气湿度比较大，易使人的脾胃受损伤，导致食欲不振、腹胀、呕吐、腹泻等症，故饮食上可多吃薏米、山药、鲫鱼、红小豆等食物，以健脾祛湿。

多吃当令的食物

早在两千多年前，孔子就告诫我们“不时，不食”，意思是，不是这个季节的菜果就不吃。时令菜也是“运气菜”。食物一要讲究“气”，一要讲究“味”。因为食物和药物都是由气味组成的，而药物、食物的气味只有在当令时，即生长成熟符合节气的食物，才能得天地之精气。春季时令菜包括养阳的韭菜，助长生机的豆芽、莴苣、葱、豆苗、蒜苗，滋养肝肺的草莓、青梅、杏、李、桑椹、樱桃等。从某种角度来说，吃对了才是养生。春分饮食调养上忌偏热、偏寒、偏升、偏降的饮食误区，如在烹调鱼、虾、蟹等寒性食物时，必佐以葱、姜、酒、醋类温性调料，以防菜肴性寒偏凉，食后损脾胃而引起腹部不适；又如在食用韭菜、大蒜等助阳类菜肴时常配以蛋类滋阴之品，以达到阴阳互补之目的。

阳虚体质者宜饮食平衡阴阳

阳虚体质者体内的阴阳不平衡，阳气常不足，这样的人平时身体抵抗力弱，经常感冒，容易怕冷、手脚发凉，舌苔白，脉细弱。

春分和秋分是一年中阴阳平分的时段，而对于阳虚体质者来说，这两个时段却容易发生五更泻。五更泻又叫鸡鸣泻，是晨起腹泻的症状，表现为完谷不化，这与阳虚体质者体内阳气不足有关。阳虚者由于体内的阳气不足，不能与阴气相抗衡，于是阳虚的本质更易显露出来，如果有这样的问题出现，建议春季喝些干姜炖鸡汤，可温中散寒，改善腹泻症状。推荐多吃糯米、韭菜、芥菜、南瓜、生姜、红枣、核桃仁等食物。有兴趣者，也可以艾灸中脘、天枢等穴位，也能温胃健脾。

节气好食：汤粥平补，滋养脾胃

南瓜粥

材料

大米、大麦各 50 克，鲜甜玉米粒 150 克，南瓜 100 克。

做法

1. 南瓜去皮瓤，切块备用。大米、大麦、玉米粒洗净备用。

2. 先取 100 克鲜玉米粒，切碎，入锅中加适量清水煮成黄色的汤汁。加入大米和大麦，再加入适量水和剩余的 50 克玉米粒，继续煮粥。

3. 待粥变软烂后加入南瓜块再煮 10 分钟，至南瓜煮熟即成。

功效

南瓜含水量高，热量低，富含维生素 A、叶酸、钾等营养素，搭配大米煮粥，口味清甜，能温中补虚，是一道不错的平补佳品。

玉米紫薯粥

材料

鲜玉米粒、紫薯、糯米各 50 克。

做法

1. 糯米淘洗干净；紫薯去皮，切小丁；鲜玉米粒洗净。

2. 锅中放适量水烧开，放入糯米，烧开后转小火煮至米熟，下入紫薯丁和鲜玉米粒，煮熟即成。

功效

玉米富含维生素 B_2，可以预防及辅助治疗口角炎、舌炎、口腔溃疡等。紫薯除了含有普通甘薯的营养成分外，还富含硒、铁和花青素，对身体健康很有益处。

山药鲫鱼汤

材料

鲫鱼 1 条（约 250 克），山药 200 克，枸杞子 10 克，姜片、葱段、料酒、盐、植物油各适量。

做法

1. 鲫鱼洗净，在背上切两道口；山药去皮，切块，在沸水中煮熟。

2. 锅中放适量植物油，烧热后下入鲫鱼，将两面煎至微黄；加入适量水，放入姜片、葱段、料酒、山药块、枸杞子，烧开后转小火再烧 5~10 分钟，加入盐调味即成。

功效

山药含有淀粉酶等多种消化酶，能促进消化、改善胃肠道疾病。山药中不但钾元素的含量高，还含有皂苷和胆碱等成分，对高血压和高脂血症有食疗作用。山药搭配鲫鱼做汤喝，能增强人体的免疫力，有延年益寿的作用。

鲤鱼坚果汤

材料

鲤鱼 1 条，核桃仁、腰果各 20 克，松子仁 5 克，红枣 5 枚。盐少许、葱段、姜片各适量。

做法

1. 鲤鱼治净，擦干备用；红枣洗净，去核备用。

2. 将鲤鱼、葱段、姜片、干果一起放入清水锅中，大火烧开后转小火煲汤 1~1.5 小时，加盐调味即成。

功效

鲤鱼富含蛋白质，还富含钾及多种不饱和脂肪酸，对延缓衰老、提高记忆力、预防心脑血管疾病等都有很好的作用。鲤鱼搭配多种坚果，营养丰富，非常适合春季食用。

起居保健

在起居方面，由于春分时节天气逐渐暖和，但是昼夜温差较大，而且仍不时会有寒流侵袭，天气温度变化较大，雨水较多，甚至阴雨连绵。此时，要注意增减衣被，“勿极寒，勿太热”，注意下肢及脚部保暖，最好能够微微汗出，以此来散去冬天潜伏的寒邪。老人和小孩子抵抗力差，容易患感冒或风疹等传染病，更应注意适时添减衣被，可以多晒晒太阳，以利祛散寒邪。

着衣宜下厚上薄

春分属于仲春，起居方面仍应该遵守“春三月，此谓发陈。天地俱生，万物以荣。夜卧早起，广步于庭，披发缓行，以使志生”这样的养生原则，宜晚睡早起，慢步缓行。春分时节虽然太阳直射赤道，北半球光照逐渐增多，天气也日渐暖和，但是日夜温差较大，而且还不时会有寒流侵袭。此时养生要注意适时增减衣物，尤其应注意下肢及脚部的保暖，穿衣以下厚上薄为宜，应做到“勿极寒，勿太热”。尤其是抵抗力较差的老人及小孩，更应该注意适时增减衣物，以免穿脱不当引起感冒。

多梳头以通血脉

嵇康《养生论》载：“春三月，每朝梳头一二百下。”隋代名医巢元方也认为，梳头是有通畅血脉、祛风散湿、使头发不白之作用的。春分时节后，尤其适合梳头养生。这是因为，春分时节是大自然阳气萌生、升发的时候。中医认为春季人体的阳气也顺应自然，有向上向外升发的特点，具体表现为毛孔逐渐舒张，循环系统功能加强，新陈代谢增快，生长迅速。人们应趁着大自然阳气和体内阳气开始升发之时，多多梳头来刺激头部诸多经络和穴位，这样能让体内阳气升发舒畅，可以疏通经络气血，起到滋养与坚固头发、健脑聪耳、驱风明目、防治头痛的作用。

忍耐平和是妙方

春分时正当木旺，中医讲肝在志为怒，怒会伤肝，同样，肝受伤了也会表现为易怒。怒会使气血上涌。我们常听到很戏剧化的描述，说“气血上涌，一口鲜血喷了出来”之类的。肝被伤之后严重的确实会引起吐血、呕血的症状，这并不是危言耸听。除了怒，肝病还会表现为抑郁，也就是现在很多人说的“郁闷”。有的人平时特别喜欢叹气，那是因为他肝气不舒引起的。为了把郁结的肝气抒发出来，只能不时叹气。还有一个词叫“伤春”，在春天即将离去的时候，人会有些伤感，尤其是那些感性的人，觉得良辰美景短暂，不禁就悲伤了起来。

那么容易动怒的人怎样磨炼自己的性格呢？有人觉得这类人不适合玩棋类游戏。围棋、象棋虽然也能消遣，但易动火。因为总要分出个胜负，在玩的过程中也总有你悔棋我不让的情况，一言不合，就容易计较起来。这种说法有一定道理，但只要对一件事物专注，都可转移注意力，如果有这种嗜好的人也不妨在生气的时候把棋拿出来下一盘，把火气消磨在游戏里。肝火旺的人更适合养鱼种花，写字听琴。养鱼种花不求什么名种，只是为了愉悦，最好养些不同季节的花草，这样一年四季都能看到青叶娇花，每天跟家里人浇水施肥，可以说是赏心悦目，陶性移情。

运动保健

春分登山春色好

登山是一项极佳的有氧运动，经常参加爬山，对关节、骨骼和肌肉都有良好的作用。爬山可以使筋骨的气血运行得到改善，提高睡眠质量。山间道路崎岖不平，虽说不太好走，但也正因此锻炼了人体的肌肉和平衡能力。山中的空气，尤其是在雨后，是十分新鲜的，肺主呼吸，吸入这些新鲜的空气，对于改善肺的呼吸功能，增加肺活量有很大帮助。对此，西医也持相同观点，认为森林中含有大量的负氧离子，因此登山有助于加强心肺功能。另外，在山中极目远眺，对于放松眼睛，缓解压力也很有效果。

需要注意，春季尤其是雨后无论是山路还是草地都会十分湿滑，登山时一定要注意脚下，走路不看景，看景不走路，以免发生意外。其次，下山时一定要慢，不要跑，尽可能减少负重，根据自己的体能选择适合自己的山，不要逞强，尤其是膝关节有伤病的人，一定要慎重。

春分养生林中走

春分时节气温已基本稳定在10℃以上，趁着这个时机多到户外走一走，尤其是树木多一些的地方，不失为一种平衡阴阳的好方法。冬天里人体的阳气是潜藏的，人也不喜欢活动。春分时节，人们常到户外走一走，多与“天气”相通，既可以外接阳气，又可把人体内部的阳气调动起来。人体阳气充足了，自然会驱散过盛的阴气，从而达到阴阳平衡的状态。

春分时节应多到有树的地方走一走。此时树木绿意萌发，发芽抽叶，生气蓬勃，此谓阳；树木还会释放很多新鲜氧气和负离子，此谓阴。多到林中走一走，感受树木的生机，利于体内阴阳的平衡协调。老人一般出门健身的时间较早，但注意太阳还没出来的时候不宜到树木多的地方去，因为树木的光合作用需要阳光，无阳光时树木释放的多是二氧化碳而非氧气，人吸多了易感到头晕脑涨，不利于养生。故到树木多的地方最好选择阳光充足的时候，每次待到半小时以上为佳，在林中边散步边做些其他运动更好。

代步提倡自行车

随着经济的发展，越来越多的人们选择私家车作为代步工具，获得快捷方便的同时却以牺牲健康为代价，在欧美等国家，越来越多的人选择骑自行车出行来强身健体。春天主要以保养肝脏为主，肝在体合筋，其华在爪。主管全身各处肌腱和韧带，对于全身骨关节肌肉的运动起决定作用。

春分时，骑自行车时全身的肌肉在肌腱的拉伸下运动，使筋力强健。很多老年人动作迟缓，不灵活，动则容易疲劳，也是由于肝血亏虚，一周骑两三次自行车，可以提高老年人的抗疲劳能力和运动能力，改善手足震颤，肢体麻木等症状。骑自行车又可以自由调节运动量，以防春季运动太过伤正，是十分便利的一项运动。

日常养生保健

春季防流感

流行性感冒，简称流感，是由流感病毒引起的急性呼吸道传染病，主要经飞沫传播，潜伏期短，症状急，表现为头痛、发热、浑身无力、怕冷等。春季流感病毒肆虐，年老体弱者及儿童很容易“中招”，介绍几个小方法提高人体免疫力，预防流感发生。

花椒热水洗脚：人们称脚为人体的第二心脏，脚上有很多经络通过，穴位也很多，用热水泡脚，可以促进脚部气血流通，有助于提高免疫力。泡脚应选用热水，时间为15~20分钟，并对脚部进行适当按摩。也可以在热水中加点“料”，比如花椒是常用的调料，抓一把花椒煮水，然后用热水泡脚，再按摩脚底的涌泉穴，坚持做，对增强体质、防治流感十分有益。

搓手按摩：将两手手掌对搓，待掌心热时，用手掌按摩脸部鼻翼两侧、两颊、耳朵等部位，春季经常坚持，有预防流感的作用。

除此之外，少去人多拥挤的地方，去医院等流感病人多的地方要护住口鼻，避免飞沫传播病毒也很必要。

第六章 春季之清明

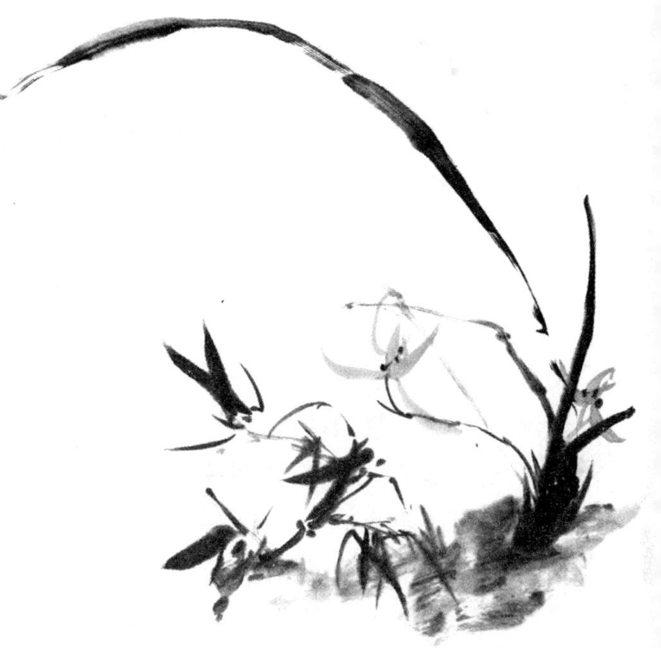

清明

（唐）杜牧

清明时节雨纷纷，路上行人欲断魂。

借问酒家何处有，牧童遥指杏花村。

节气解说

清明是春季的第 5 个节气，在公历每年的 4 月 4 日至 6 日之间，太阳位于黄经 15° 时。

我国古代将清明分为三候：“一候桐始华；二候田鼠化为鹌；三候虹始见。”意即在这个时节先是白桐花开放，接着喜阴的田鼠不见了，全回到了地下的洞中，然后是雨后的天空可以见到彩虹了，当真是一派好春光。

清明既是一个传统的节气，也是最重要的祭祀节日，是祭祖和扫墓的日子，包含着民俗的意义。扫墓活动一般是在清明节的前 10 天或后 10 天进行。清明节的习俗有很多，比如禁火、扫墓，还有踏青、荡秋千、蹴鞠、打马球、插柳等一系列风俗体育活动。另外，我国民间有“清明断雪，谷雨断霜”的说法，清明时节春光明媚、草木吐绿，很多人会选择此时出门春游或踏青，放松心情，感受大好的春光。

清明节也叫“寒食节”，很多地方还保持着古老的习俗，即家中不开火，吃冷食。这种做法并不可取，尤其是阳虚体质、气虚体质者，身体本就阳气不足，又吃冷食，很容易耗损或阻碍阳气的运行，加重原有的体质偏颇问题。清明时节的饮食宜温，应多吃些时令蔬菜，如韭菜、白菜、萝卜、荠菜、菠菜等。

清明时节，天气虽然已日渐暖和，但昼夜温差较大、晴雨多变。这种天气是各种呼吸道疾病的高发期，因此仍然要注意防寒保暖。此外，清明时节，由于气温的波动，也是多种慢性疾病，如关节炎、哮喘、肝炎等病症易复发的时候，应注意防护。

饮食保健

春季肝火旺，积极防上火

春季万物回复生机，阳气生发，人体的新陈代谢开始旺盛起来，这时候，春季主肝，容易肝火偏盛，尤其是现在人们生活的节奏很快、压力又大，很容易出现肝火旺盛的问题，表现为容易发火、急躁、目赤、胁痛、口苦等。所以春季应该注意疏肝、清肝火。

春季防上火，应该注意以下几个方面。

少吃辛辣：春季是阳气生发的季节，辛味食物有帮助生发阳气的作用，如春季的葱和蒜品质好、营养也丰富，适量食用一些对预防春季上呼吸道感染有帮助。但春季不应吃性质过于燥烈的食物，如花椒、辣椒、胡椒等，也要少吃羊肉火锅、麻辣香锅等。

多吃新鲜蔬果：春季注意从饮食多摄取营养，提升自身的免疫力是非常重要的，宜多吃新鲜的蔬菜、水果，如韭菜、菠菜、茄子、油菜、莴笋、香椿、草莓、樱桃等，以补充维生素和矿物质，提高人体的抗病能力。

春季宜吃芽菜：春天吃些芽菜，能助人体阳气的升发，对健康很有好处。常见的芽菜是由种子萌发的芽，如绿豆芽、黄豆芽、黑豆芽、豌豆芽等，它们富含维生素、纤维素和多种矿物质，因为生长期短可以避免农药污染，质地鲜嫩、吃起来非常可口。芽菜的做法很多，焯水后凉拌、素炒或同肉一起炒，也可以煲汤，读者不妨试一试。

另外，春季可以喝一些绿茶、花茶帮助清火。绿茶具有清热解毒、利尿消肿、消食化滞等保健功效，是清火的佳品，常饮还能降脂减肥、防癌抗癌。菊花茶能疏肝清热、平肝明目；茉莉花茶能安定情绪、调理肠胃，金银花茶能疏散风热、清热解毒、消肿止痛，玫瑰花茶能疏肝解郁、美容养颜等。

人比桃花，吃出好气色

十里桃花开，春天的美景令人陶醉，你的脸色是不是也如同桃花瓣般鲜妍明媚呢？人的气色反映了身体的状态，有的人脸色白里透红，有的则脸色蜡黄，或者脸色苍白，或者满脸细纹、皮肤粗糙。怎么破？饮食调理试一试吧。

脸色苍白：白白嫩嫩的皮肤惹人羡慕，但如果只有白，而且苍白无血色就不好了，这通常说明你的气血不足，可能还伴有气短乏力、精力不济、免疫力低下等表现。这时候可以适当吃一些花生、红枣。红枣能补气血，花生能润燥，花生衣是红色的，也具有很好的补血效果。这两样食物可以做汤或熬粥。每天甜甜蜜蜜地吃一点，坚持下去，脸色一定会红润起来的。

皮肤粗糙：有的人皮肤很粗糙，不够细腻。这与阴血不足有关，血不能滋养皮肤，皮肤得不到濡养，便显得粗糙而苍老。建议从饮食上补阴血，除了上面说的大枣、花生，海参、猪蹄可以补充蛋白质，也是不错的选择。

脸色蜡黄：脸色蜡黄，俗称“黄脸婆”，这和脾胃功能不好相关，可以多吃一些山药、土豆、核桃等，以调理脾胃，滋润皮肤。

节气好食：春季降火菜

春季天气干燥，风沙较大，加上忙碌的生活、繁重的工作压力，很多人会有口舌生疮、牙痛、便秘等上火的表现，建议从饮食上进行调理，做几道清爽降火的养生菜，轻松防上火。

拌白菜心

材料

白菜心200克，红甜椒丝20克，香菜、白醋、盐、白糖、香油各适量。

做法

1. 白菜心洗净，切成细丝，加入白醋和盐略腌，挤去水分。将白菜丝和红甜椒丝放在盘子里。

2. 将白糖、盐、白醋和香油调成味汁，浇到盘中，拌匀，点缀上香菜段即成。

功效

民谚说“百菜不如白菜”，白菜富含维生素和矿物质，也是降火的好食材。这道菜酸甜爽口，能清热排毒，预防和改善上火症状。

五色蔬菜汤

材料

胡萝卜丝、白萝卜丝、芹菜丝、南瓜丝、香菇丝各 30 克，清汤、盐、鸡精、香油各适量。

做法

1. 锅放火上，加入适量清汤，烧沸。

2. 加入 5 种菜丝，煮至将熟，加入盐、鸡精调味，最后淋上香油即可出锅。

功效

春季多吃一些新鲜的蔬菜，可以补充多种维生素，减少干燥上火症状。这道汤用了五种蔬菜，搭配合理、口味清爽，适合春季食用。

银芽西芹

材料

绿豆芽、西芹各 200 克；植物油、香油、花椒、醋、盐、鸡精各适量。

做法

1. 绿豆芽洗干净，去掉两头，留中间的白色部分；西芹择掉叶子，洗净，切成约 3 厘米长的段。

2. 锅中放植物油和香油烧热，放入花椒，用小火炸至花椒变色后将其捞出；放入豆芽和西芹翻炒至熟，加入醋、盐、鸡精调味即成。

功效

绿豆芽能清热除烦，西芹也能清热解毒，两者搭配凉拌，制作简单，且少油少盐热量低，是一道清火的健康菜，尤其适合“三高”的老人常吃。

番茄豆腐

材料

番茄200克，豆腐1块，鸡蛋2个，葱花、姜末、植物油、盐、鸡精各适量。

做法

1. 豆腐洗净，切块；番茄洗净，切块；鸡蛋打散成蛋液。

2. 豆腐块挂上蛋液，入油锅炸成金黄色。空锅内加少许植物油，下入葱花和姜末炝锅，下入番茄、豆腐、鸡精、盐，炒匀即成。

功效

番茄富含多种营养素，能清热生津，搭配豆腐、鸡蛋，营养更加丰富，且口味清爽，老人、小孩都爱吃。

起居保健

平气养阴重睡眠

在五行中，肝属木，与春相应，主升发，在立春萌发生长，到清明之际达到最旺。如果肝气过旺就会损伤脾胃，出现脾胃虚弱的病症，还因肝阳上亢造成情绪失调，气血运行不畅。所以清明养肝应重在养肝阴、疏肝理气。在这个节气里，养肝最好的方法就是保证充足的睡眠。《黄帝内经》中说“人卧血归于肝”，即肝是藏血的器官，而凌晨1:00~3:00则是肝经的调养时间，可养肝血、滋肝阴。现代医学研究亦证实，睡眠时进入肝脏的血流量是站立时的7倍，从而可有效维持机体内环境的稳定，抵御春季多种传染病的侵袭。

清明防哮喘

每年的清明节前后是过敏性哮喘的高发期。因为清明时草木吐绿、百花竞放，空气中飘散的各种致敏花粉增多，容易引发哮喘。加之春天风沙、扬尘天气较多，并且现在在很多地区春季也经常出现雾霾天，可吸入颗粒物的浓度增加，同样会使哮喘发作。

过敏性哮喘通常伴有发作性喷嚏、鼻塞、咽痒等，患者以反复发作的喘息、咳嗽、胸闷等为特征，严重者呼吸困难使人窒息。为了避免过敏性哮喘的发生，对花粉及植物过敏者尽量不要去公园或植物园，如一定要外出，也应减少与花粉的接触，最好戴上口罩；出行时应选择好时间，一般来说，中午和下午是空气中花粉飘散浓度较高的时间，此时应尽量避免外出。

另外，预防呼吸道感染也是预防哮喘的重要环节。因为清明时昼夜温差较大，容易使人发生呼吸道感染，而上呼吸道感染可以诱发哮喘。因此，清明时节应根据天气变化及时增减衣物，避免受凉感冒。

悲伤和哭泣是正常的情绪宣泄

现实生活中，清明扫墓难免悲伤落泪。在亲人和挚友面前流泪和倾诉，是真实感情的流露，无须掩饰，不必刻意控制，哭出来有利于亲属间的情感交流，更利于心理健康。心理学研究表明，哭是一种排解不良情绪的有效办法，可以释放能量，调整机体平衡，缓解肢体和心理的紧张，甚至还能减轻疼痛。放开自己的压抑情绪，哭上一场，内心的紧张、压抑和悲伤等不良情绪就减少了许多。精神分析的理论认为，自然而单纯的悲伤，是一种治疗。

运动保健

和缓、休闲的运动有益健康

春风和煦的日子里，健走、慢跑等相对安静的运动更适合刚刚从寒冬走过来的你。且走且跑且停，时快时慢，这种走走停停、快慢相间的健走或慢跑可以稳定情绪，消除疲劳，亦有改善心肺功能、降低血脂、提高身体代谢能力的作用。远足、徒步可以练习脚力，带动身体的大循环。对于远足与徒步有一定困难，或是受时间限制的人，可以选择集休闲、娱乐和锻炼为一体的放风筝。春练对于年轻朋友而言可能更为简单易行，但对于中老年人而言，春练更要科学合理、有针对性。所以建议选择一些太极、五禽戏、八段锦等具有保健养生功效的气功功法来习练。春天的时候，人的气血从里面往外走，整个自然界也是处在万物生发的时候。《黄帝内经》讲，要“夜卧早起，广步于庭”。夜卧就是天黑了以后，你就应该睡觉了；早起，就是早上早点起来。这是因为春天体内的气血往外走，我们晚上早一点睡，有利于气血恢复。“广步于庭”就是要经常到外面去散散步，感受一下大自然万物生发的气息，很自然地和自然界构成一种和谐的状态。

中老年人运动注意“度”

冬天天气冷，雨雪大风天气也多，对于身体功能相对差一些的老年人来说，他们冬季出门少，运动也很少。进入春季后，如果老人准备开始锻炼，强身健体，一定要注意“度”。

一个是运动量，运动以恢复性为主，注意全身和关节的锻炼，以运动后身体温暖不出汗或稍微出汗为宜，不宜运动量太大。

另一个是运动强度，可以通过测量心率来评价运动强度。人在安静时，心率一般是 60~100 次 / 分。运动后心率一般会增快，对 50 岁以上的人来说，中强度运动时的心率为 130 次 / 分左右；低强度运动时的心率为 110 次 / 分左右，应注意把握。

日常养生保健

清明三月节坐功

《遵生八笺》中原文如下："运主少阴二气。时配手太阳小肠寒水。坐功：每日丑、寅时，正坐定，换手，左右如引硬弓，各七八度，叩齿，纳清吐浊，咽液各三。治病：腰肾肠胃虚邪积滞，苦寒，耳聋，嗌痛，颈痛不可回顾，肩拨，月需折，腰软及肘臂诸病。"

具体方法：每日 3:00~5:00 时，盘腿静坐，运气调息，先左手朝左侧平伸如开弓状，右手弯曲平胸并用力向右后方向牵拉如开弓状，两手指各起剑诀（中指、食指平行伸直，拇指扣于向掌心弯曲的小指、无名指指甲端），头眼同时朝左转动并吸气；继之复原如预备坐式。随后，右手朝右平伸如开弓状向右前伸出，左手如拉弓状，向左后拉并呼气，双手指仍起剑诀，头眼同时向右转动。如此交替反复练功七八次，然后牙齿叩动三十六次，调息吐纳，津液咽入丹田九次。

保健功效：腰肾肠胃虚邪积滞，畏寒耳聋，咽候肿痛，颈椎麻木，肩痛臂酸、腰酸背痛等杂症。对于高血压等病引起的头昏目眩、胸胁胀满等症状亦有很好的疗效。

跟乌龟学习呼吸

清明前后要注意呼吸，呼吸的方法我们可以从乌龟身上取经。平时人都是用胸式呼吸，而睡着时则多是腹式呼吸。乌龟没有肋间肌和肋骨，只有头颈和肚子相结合，所以它的呼吸很特别，是胸式加腹式的呼吸。

人怎么学习乌龟式呼吸法呢？其实非常简单，呼吸时，先尽力扩展胸廓将空气吸入，然后再进一步调动腹部肌肉进行腹式呼吸，让空气一路从胸部、腹部送下来，一直送到丹田里，然后再深深地由鼻子全部呼出，这就是胸式加腹式呼吸。

练习这种呼吸方法也要循序渐进。开始时，可每次练 3 分钟，以后逐渐延长到 10~15 分钟。每天 1 次，临睡前练习比较好。

这种呼吸方法能让人身心放松，长期坚持，对延年益寿很有帮助。

第七章 春季之谷雨

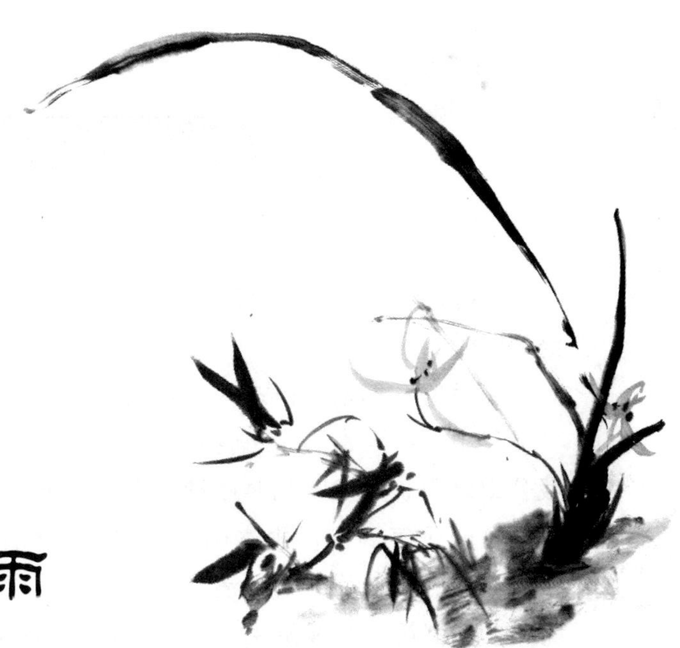

七言诗

（清）郑板桥

不风不雨正晴和，翠竹亭亭号节柯。
最爱晚凉佳客至，一壶新茗泡松萝。
几枝新叶萧萧竹，数笔横皴淡淡山。
正好清明连谷雨，一杯香茗坐其间。

节气解说

谷雨是春季的第 6 个节气，大约在每年的 4 月 19~21 日，太阳到达黄经 30° 时。

谷雨的名称来源自古人“雨生百谷”之说。《月令七十二候集解》：“三月中，自雨水后，土膏脉动，今又雨其谷于水也。雨读作去声，如雨我公田之雨。盖谷以此时播种，自上而下也。”谷雨是暮春的最后一个节气，这时天气温和，雨水明显增多，有利于农作物的生长；也是南方春茶采收的时节，闲时喝杯清茶，疏肝清火，陶冶身心。中国古代将谷雨分为三候：“第一候萍始生；第二候鸣鸠拂其羽；第三候为戴胜降于桑。”是说谷雨后降雨量增多，浮萍开始生长，接着布谷鸟便开始提醒人们播种了，然后是桑树上开始见到戴胜鸟。

从谷雨节气起，气温升高、降水增多，在如此一个欣欣向荣、阳气升发的时节，应当按照春令之气升发舒畅的特点，给身体做个“大扫除”。谷雨节气，中午气温升高，早晚较凉，气温的不稳定容易造成着凉感冒，所以早晚一定要注意增加衣物。谷雨时，雨水多了起来，如果寒湿侵入人体，容易出现颈肩、关节疼痛，脘腹胀满、食欲不好等问题，应注意调养。

暮春时节，很多数地区都多大风天气，此时人体就容易流失水分，抵抗力就会随之下降，容易诱发、加重感冒与很多慢性病。这个时候，补水就显得特别重要。一夜春眠之后，人体内水分消耗较多，晨起喝水不仅可补充因身体代谢失去的水分，洗涤已排空的肠胃，还可有效预防心脑血管疾病的发生。喝水量以 250 毫升为宜。

饮食保健

多色食物，多种营养

食物特征中，除五味与五脏相对应外，还有五色，即青、赤、黄、白、黑五种颜色。食物的五色理论来源于《黄帝内经》，是五行学说的一部分。中医认为，五色应五脏，青色属木，入肝，肝为解毒器官，故青色食物多有解毒之功；赤色属火，入心，赤色食物多有清血、补血、活血的作用；黄色属土，入脾，脾主运化，黄色食物多可补脾益气、强身健体；白色属金，入肺，肺主气，白色食物多可补益肺气；黑色属水，入肾，黑色食物多有补肾、利水之功，可保健养颜、抗衰老、防癌。

从现代营养学角度看，每日摄入的食物种类宜超过 20 种，而且最好是五颜六色，这样吃可以实现更全面的营养摄入，而且，多色搭配的菜肴会刺激人的食欲，有利于身体健康。

绿色食物：绿色食物主要指绿色的蔬菜类（尤其是深绿色的蔬菜）、水果和豆类，如油菜、西蓝花、猕猴桃、绿豆等，它们可提供人体所需的维生素 C、叶酸、类胡萝卜素等营养物质。这些食物对高血压患者及爱上火的人是非常有益的。

红色食物：我们常吃的红色食物有番茄、红枣、红小豆、草莓、樱桃、西瓜、红辣椒和红肉类等。常吃这些食物，对保护心血管系统、改善贫血都有好处。番茄中富含番茄红素，有预防前列腺癌的作用；红色的心里美萝卜则富含铁和叶酸，不妨多吃一些。

黄色和橙色食物：常见的黄色和橙色食材有小米、老玉米、南瓜、土豆、胡萝卜、柠檬、芒果等。常吃这些食物对保护消化功能很有帮助。它们还含有维生素 A、玉米黄素等，可增强身体抵抗力，保护视力，预防老花眼。

白色食物：常见的白色食物有百合、银耳、山药、荸荠、白萝卜、鱼肉等，它们具有养肺、化痰及调节体内水液代谢的作用，常吃对保护呼吸系统有益。

黑色食物：餐桌上常吃的黑色食物有黑米、紫米、黑豆、黑芝麻、黑木耳、香菇等。其中黑豆含有蛋白质、脂肪、维生素等多种营养素及黑豆多糖、异黄酮等生物活性物质；黑木耳是血液的清道夫，能降低血液黏度，对预防冠心病有益处；黑芝麻则含有不饱和脂肪酸和维生素 E 等成分。

除了上面的五色食物，还有一类蓝紫色食物，如蓝莓、紫薯、紫米、紫甘蓝、紫玉米、茄子、紫葡萄等，这些食物呈现蓝紫色同其中含有的花青素密切相关，花青素是一种抗氧化剂，能对抗衰老、维护血管健康。

所以，我们的一日三餐拒绝颜色单一的饮食，种类越丰富、颜色越多越好。

谷雨节气宜吃香椿

民间有“常食香椿不生杂病”的说法。在北方，香椿是谷雨前后的应季菜，凉拌香椿、香椿芽炒鸡蛋、香椿木耳豆腐汤、香椿拌豆腐，怎么吃都好吃。“雨前香椿嫩如丝”，是说谷雨前后的香椿味道最香，质地最嫩，味道也最好。

香椿，又名椿芽、香椿头，被称为“树上蔬菜”，是香椿树的嫩芽。它含有丰富的维生素 C、胡萝卜素等多种营养素，有理气健胃、抗菌消炎、提高人体免疫力等多种功效。它的香味浓郁，能提升人体阳气，正适合春季养阳的主题。

但应注意，香椿在烹调前要入沸水中焯透，去除其所含的硝酸盐，以免带来健康问题。

谷雨注意补血益气

谷雨时节，人体的消化功能处于旺盛时期，正是补益身体的大好时机，可以适当食用一些具有补血益气功效的食物，这样不但可以提高身体素质，还能为安度盛夏打下基础。适宜这个阶段选择的饮食有祛风湿、舒筋骨、温补气血功效的参蒸鳝段、菊花鳝鱼及有滋阴养胃、降压调脂、抗菌消炎、清热解毒、养血润燥功效的草菇豆腐羹、生地鸭蛋汤等。

节气好食：春日营养早餐

一日之计在于晨，早餐一定不能省，下面教您做几道简单又营养的春日早餐，美味暖心的早餐，会带来一天的好心情。

南瓜大麦玉米粥

材料

大米、大麦各 50 克，鲜甜玉米粒 150 克，南瓜 100 克。

做法

1. 南瓜去皮瓤，切块备用。大米、大麦、玉米粒洗净备用。

2. 先取 100 克鲜玉米粒，切碎，入锅中加适量清水煮成黄色的汤汁。加入大米和大麦，再加入适量水和剩余的 50 克玉米粒，继续煮粥。

3. 待粥变软烂后加入南瓜块再煮 10 分钟，至南瓜煮熟即成。

功效

春季北方常比较干燥，如果人体维生素摄入不足，会出现皮肤、口唇干燥的表现。这道杂粮粥可以补充多种维生素，且喝粥能够补充水分，有利于减轻干燥症状。

香菇鸡汤面

材料

挂面 150 克，新鲜香菇 50 克。鸡汤、盐、香油、葱花各适量。

做法

1. 将新鲜香菇清洗干净，切成细丝备用。挂面先入沸水锅中煮熟，捞出过凉水备用

2. 锅中倒入适量鸡汤，烧开后下入面条、香菇丝略煮，再加入盐、香油调味，出锅前撒上葱花即成。

功效

香菇搭配鸡汤能提升免疫力，且味道十分鲜美，是早餐的优选。

小贴士

周末的时候可以熬些鸡汤，放凉后撇净表面的浮油，然后放入冰箱冷藏保存。

起居保健

祛湿防病痛

谷雨节气雨水偏多，天气潮湿，普通人易为这种天气烦闷，患有风湿骨病的人此时更要经受疼痛的煎熬。减轻疼痛发作应注意以下几个方面：

（1）要避免久处湿地，如常接触水者，应加强防湿措施，如穿鞋、戴手套。女同志穿裙子应避免暴露膝关节。

（2）凡有关节疼痛或关节曾受过创伤或扭伤的人，要注意小心护理损伤处，注意保暖，避免着凉，以防病症加重或复发。

（3）保持筋骨活动能力，不要坐得太久，不要长时间不动，应适当活动。

（4）如关节疼痛发作，应请医生治疗，针灸、推拿及服药均可采用。

穿衣注意早晚保温

谷雨时节是由干燥向多雨转换之时，也是春寒向夏热过渡之季，早晚温差较大，外出应注意增减衣服，既要注意保暖又要防止因穿得过多出汗脱衣而着凉，尤其要注意切勿大汗后吹风，这对关节保养乃至整个身体健康都非常重要。特别是患有心脑血管疾病的老人，着凉后很容易导致旧病复发。

养对花草有利健康

很多人会在家中养些花花草草，一来可以净化空气、美化居家环境，二来可以作为兴趣爱好，调节心情。但家里面并不是什么种类的花草都适合，应该根据实际情况来选择，免得影响自己和家人的健康。

客厅花草：在家庭中，客厅的面积一般较大，适合养一些体积较大的植物，比如七叶莲、富贵竹、蓬莱松、罗汉、发财树、君子兰、柑橘等都可以。秋冬季天气干燥的时候，这些植物还可以给室内加湿，是天然的空气净化器。

卧室花草：植物白天光合作用强，可以吸收二氧化碳，放出氧气，而夜晚光合作用不强，会消耗室内的氧气，反而不利于身体健康。所以，卧室宜养一些小型的绿色植物，比如现在很流行的多肉类植物。卧室宜养的植物有仙人球、芦荟、绿萝、肾蕨、吊兰、常春藤等。

卧室中不宜摆放鲜花或气味浓郁的花类，如百合等。因为在密闭的环境中，浓郁的香气容易影响人的睡眠质量，鲜花的花粉很多，如果对花粉过敏，对健康的危害就更大了。

卫生间花草：狭小的卫生间里适合摆放茶花或百合等香味浓郁的花类，可以吸收卫生间的异味，也可以美化环境。

从净化空气的角度来说，绿萝、常春藤、吊兰等植物都有过滤空气的作用，它们的叶子背面有很多气孔，可以交换过滤空气，喜欢的人不妨养几盆。

还有一些花草是有药用价值的，如降糖草，在养花的同时，糖尿病患者可以吃叶子，对控制血糖有好处。而像薄荷、荆芥具有发汗解表等防治感冒的作用，薄荷还能改善口臭，吃起来味道也不错。

要注意的是，夹竹桃、滴水观音等植物有一定毒性，有孩子的家庭要特别提高警惕，避免孩子误食引起中毒。

运动保健

运动忌大汗

谷雨时节可选择踏青、慢跑、放风筝等运动方式，但谨记应遵循“懒散形骸，匆大汗，以养脏气”的原则。

因谷雨正值春夏之交，此时人体气机发散，较易出汗，而汗出过度则会影响夏季时的气血健康。因为津液所化，谷雨时节万物靠雨水生长、成形、壮大，人体也是一样，只有春季津液充足，到夏季时才能能气血旺盛，因此谷雨时运动勿大汗。

每天几分钟，增加肺活量

肺活量是衡量身体素质的一个重要指标。同年龄段的老人，其肺活量越大，身体更健康，而且肺活量大的人免疫力更好，寿命可能更长。下面介绍几个提高肺活量的小动作，在家、工作间隙可以选择做一做。

伸展胸廓：站立，双臂自然下垂，两脚分开，与同肩宽，吸气，双手经体侧缓慢向上方伸展，尽量扩展胸廓。同时抬头挺胸，呼气时还原。

交叉抱胸：取坐位，两脚自然踏地。深吸气然后缓缓呼气，同时双臂交叉抱于胸前，上身稍前倾，呼气时还原。

抱单膝挤压胸：坐位，深吸气，然后缓缓呼气，同时抬起一侧下肢，双手抱住小腿，并向胸部挤压。吸气时还原。两侧交替进行。

日常养生保健

敲胆经，推肝经，养阳又排毒

中医有五脏六腑的说法，对应五行学说，其中五脏中的肝脏和六腑中的胆是相互对应的。肝藏血，主筋，开窍于目；胆能贮藏和排泄胆汁。肝胆的功能好，人的身体才能健旺。夏季，人的肝胆不好，身体的排毒功能会发生异常，容易发眼睛干涩、暴躁易怒、失眠等多种健康问题。推荐在谷雨节气早晚敲打按摩肝经和胆经。

早上敲打胆经：胆经在大腿外侧巡行，也就是外侧裤缝的位置，早上起来沿着胆经来回敲打，持续 10 分钟左右，可以促进胆经排毒，提高身体的体抗力。

晚上按摩肝经：肝经巡行在大腿内侧，内裤缝的位置，晚上临睡前，由大腿根部沿着裤缝向膝盖方向推，先左后右，连续推 30 次，能调理肝脏，条畅肝经。

第八章 夏季之立夏

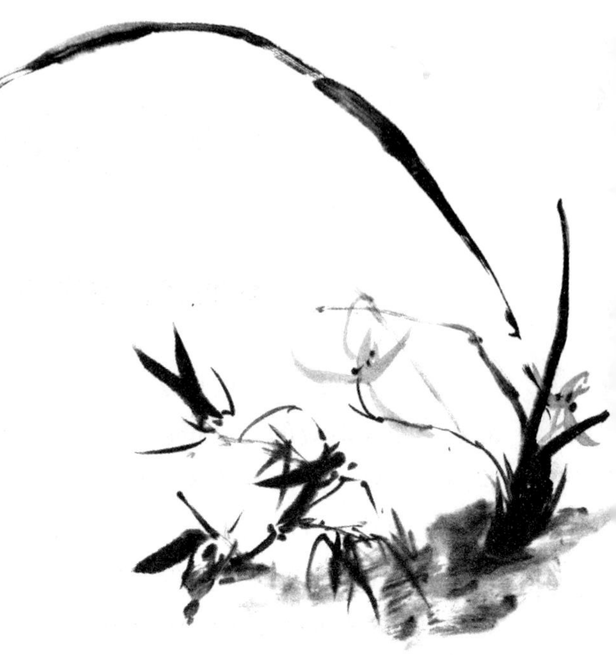

夏意

（宋）苏舜钦

别院深深夏席清，石榴开遍透帘明。
树阴满地日当午，梦觉流莺时一声。

节气解说

立夏是二十四节气中的第 7 个节气，在公历 5 月 6 日左右，标志着春天结束、夏天开始，是春夏之交的标志。立夏之后，气温开始升高，天气逐渐炎热，不仅人体气血向外运行，心脏负担加重，而且各种细菌开始繁殖，因此立夏之后要注意饮食卫生，保护肠胃，养护心脏。进入立夏之后，北方冷空气已成强弩之末，大部分地区日平均气温维持在 16~20℃，南方更是满眼绿色葱茏。“立夏小满，雨水相赶”，立夏之后部分地区有可能会出现长时间的阴雨天气。

民谚说：“立夏胸挂蛋，孩子不疰夏。”疰夏指夏日常见的腹胀厌食、乏力消瘦症状。立夏这天，家家户户煮好囫囵蛋（即鸡蛋带壳清水煮，不能破损），冷后套上丝网袋挂在孩子的脖子上，孩子们便三五成群进行“斗蛋”游戏。蛋分两端，尖者为头，圆者为尾。斗蛋时，蛋头斗蛋头，蛋尾击蛋尾，破者为输。在南方部分地区还流行在立夏那天“秤人”的习俗。“秤人”就是在吃立夏饭之后，在横梁上挂一杆大秤，大人双手拉住秤钩、两足悬空秤体重；孩童坐在箩筐内或四脚朝天的凳子上，吊在秤钩上秤体重。据说这样能使人不怕夏季炎热、身体消瘦。

饮食保健

食欲差也要注意补足营养

早、晚进餐时食粥，午餐时喝汤，这样既能生津止渴、清凉解暑，又能补养身体。在煮粥时加些荷叶，称荷叶粥，味道清香，粥中略有苦味，可醒脾开胃，有消解暑热、养胃清肠、生津止渴的作用。在煮粥时加些绿豆或单用绿豆煮汤，有消暑止渴、清热解毒、生津利尿等作用。同时，还要注意补充一些营养物质。补充足量维生素，多吃些如番茄、青椒、冬瓜、西瓜、杨梅、甜瓜、桃、李等新鲜果蔬。补充水和矿物质，特别是要注意钾的补充，豆类或豆制品、香菇、水果、蔬菜等都是钾的很好来源。多吃些清热利湿的食物，如西瓜、苦瓜、桃、乌梅、草莓、番茄、黄瓜、绿豆等都有较好的消暑作用。适量地补充蛋白质，如鱼、瘦肉、蛋、奶和豆类等都是优质蛋白质。

冰箱取出食品别着急吃

随着天气转热，人们爱吃刚从冰箱中取出来的水果、饮料等。有些人特别是肠胃功能较弱的儿童，在吃后半小时左右最易发生剧烈腹痛，严重的还会出现恶心、呕吐、头晕、腹泻和全身冷战等症状。

专家指出，这种痉挛性腹痛是由于吃了冰箱里存放的食物引起的。人的胃肠温度一般在36℃左右，而刚从冰箱里拿出来的食物只有2~8℃，肠胃受到强烈的低温刺激后，导致生理功能失调。预防的简单方法是，从冰箱里取出来的食物不要急着吃，放一会儿再吃，且一次不要吃得太多，特别是老年人、儿童及有慢性胃炎、消化不良的人更应注意。

立夏多尝尝“新”

在不少地方都有立夏尝“新”的习俗。地方不同，尝新的习俗也有所差异。例如，无锡民间立夏尝三鲜，三鲜分地三鲜（蚕豆、苋菜、黄瓜）、树三鲜（樱桃、枇杷、杏子）、水三鲜（海蛳、河豚、鲥鱼）；苏州“立夏见三新”，“三新”指新熟的樱桃、青梅和麦子；温州立夏日家家吃淮百、春笋和青梅等。

节气好食：养胃健脾小点心

健脾消食饼

材料

干姜、鸡内金各 10 克，白术 15 克，大枣 50 克，面粉 150 克，白糖适量。

做法

1. 大枣蒸熟，压成泥状。干姜、鸡内金、白术一起打成粉，加入面粉中，拌匀，加入白糖和大枣肉，搅拌成糊状。

2. 平锅中加入少许油，放入面糊摊成小饼，两面煎至熟即成。

功效

白术、干姜、鸡内金合用，能健脾和胃，改善消化不良症状，适用于平时脾胃虚寒、饮食不易消化者。

山药红枣糕

材料

铁棍山药 150 克，红枣 100 克，面粉 50 克。

做法

1. 铁棍山药去皮，切片。红枣洗净。将二者一起放入蒸锅中蒸熟。蒸熟的红枣去皮。

2. 趁热将山药和红枣碾成泥，放入碗中，倒入面粉，加入适量水和匀。

3. 将面团饧发 20 分钟，放入蒸锅中蒸熟，取出，冷却后切成小块即成。

功效

山药和红枣、面粉搭配，健脾养胃的效果好，且此糕质软、味道甜香，老人和小孩都容易接受。

起居保健

晚睡早起加午休

立夏之后，可适当调整个人的生物钟，养成晚睡早起的习惯，顺应自然界阳盛阴虚的变化，增加午休。《素问·四气调神大论》中记载："夏三月，此为蕃秀。天地气交，万物华实，夜卧早起，无厌于日。"

由于"立夏"时天亮得早，人们起得早，而晚上相对睡得晚，易造成睡眠不足，如老百姓常说的"春困、秋乏、夏打盹"。为了防止睡眠不足的"夏打盹"，就要增加午休，尤其是老年人，有睡眠不实的特点，因此更需要"午休"。还有在"立夏"之后，中午1时到3时是一天中气温最高的时候，人容易出汗，稍活动就会因出汗多消耗体力，极易疲劳。由于出汗多散热的缘故，血液大量集中于体表，大脑血液供应相对减少，当午饭后，消化道的血供增多，大脑的血供就更为减少。所以，中午人们总是精神不振，昏昏欲睡，加之晚睡所导致的睡眠不足，因此要逐渐增加午休时间，以消除疲劳，保持精力充沛，让大脑和全身各系统得到休息。

对中午不能午休的上班族来说，午间时分可以听听音乐或闭目养神20~30分钟。

午睡时间要因人而异，一般以半小时到1小时为宜，时间过长让人感觉没有精神。睡觉时不要贪凉，避免在风口处睡觉，以防着凉受风而生病。

夏日养好心，烦躁不再来

夏日烦躁跟"心"有关。一到夏天，很多人就感觉浑身不适，想刻意进行调整，却日益萎靡不振、郁郁寡欢。专家认为，这跟心脏的承受度有关系。

在中医理论中，人和自然界是一个统一的整体，自然界的四季消长变化和人体的五脏功能活动相互关联对应。心对应“夏”，也就是说在夏季，心阳最为旺盛，同时也提醒人们在春夏之交要顺应天气的变化，重点关注保养心脏。所以，在整个夏季的养生中要注重对心脏的特别养护，学会养“心”。

但是中医所说的“心”与现代医学的“心”是不一样的。西医认为人的心脏是循环系统的重要脏器，推动血液流动，将氧和营养物质送到全身以供生理活动所用。而中医则认为“心为一身之主，脏腑百骸皆听令于心，故为君主”“心主神，为神明之用”，也就是说，心在人的各脏器中起主导作用，而且人的精神思维活动与心有关。中医的心除了心脏外，还包括人的心理因素。

现代医学研究发现，人的心理、情绪与躯体可通过神经—内分泌—免疫系统互相联系、互相影响。此时不仅是情绪波动起伏，机体的免疫功能也较为低下，起居、饮食稍有不妥，就会发生各种疾病。特别是老年人，心肌缺血、心律失常、血压升高的情况并不少见。所以，在“立夏”之季要做好自我调节、笑口常开。

炎热汗多消耗大，干热天气注意保湿

刚进入 5 月，很多地方的天气开始炎热起来，一些疾病随之而来。由于夏季炎热而出汗多，体内丢失的水分多，脾胃消化功能较差。同时，天气炎热又影响着人的食欲，除注意饮食清洁和清淡为主外，还要注意补充一些营养物质。

人生活在相对湿度为 45% ~ 65% 的环境中感觉最舒适，也最健康，但多风少雨的立夏天往往比较干燥，室内湿度达不到这个水平。如果每天早上起床后感觉嗓子和鼻子发干，就说明该给室内空气加湿了。

运动保健

慢练太极内外兼修

入夏以后，天气越来越热，有一种动一动就出汗的感觉，很多人这个时候就不喜欢出去运动了。其实，除了健身、跑步、打球等运动，还有一种运动，既能锻炼身体，又不会让你大汗淋漓，而且还能让心神安宁，这就是太极运动。太极运动包括太极拳、太极剑、太极扇等，可以根据个人喜欢来选择。

打太极虽然看起来强度小，但却能调动全身的肌肉和关节，动静结合。打太极可以促进全身的血液循环，动作柔和舒缓，夏日的清晨打一套太极，既达到了锻炼的目的，又能舒缓心情，缓解夏日焦躁的心情。

日常养生保健

“呵”字补心功

适应病症：治心悸、心绞痛、失眠、健忘、盗汗、口舌糜烂、舌强语塞等心经疾患。

具体方法：口型为半张，舌顶下齿，舌面下压。全身放松，自然站立，去除心中杂念，缓慢深长地吸气，然后呼气念“呵”字，读（ke，一声），足大趾轻轻点地；两手掌心向里由小腹前抬起，经体前到至胸部两乳中间位置向外翻掌，上托至眼部。呼气尽吸气时，翻转手心向面，经面前、胸腹缓缓下落，垂于体侧，再行第二次吐字。如此动作六次为一遍，作一次调息。

立夏四月坐功

立夏是夏季的开始，天气由温和转向炎热，阳气盛极，万物旺盛而壮，人体的生理活动更加活跃。本法以“立夏”命名，正是顺应这一时令特点而制定的气功锻炼方法，适宜于立夏时节锻炼，可于立夏时开始，练至小满为止。

《遵生八笺》中原文：“运主少阴二气，时配手厥阴心包络风木。坐功：每日以寅、卯时，闭息瞑目，反换两手，抑制掣两膝，各五七度，叩齿，吐纳，咽液。治病：内湿留滞经络，肿痛，臂肘挛急，腋肿，手心热，喜笑不休，杂症。”

具体方法：每日凌晨 3:00～7:00 时，静坐于床上，屏住呼吸闭上眼睛，手心向外，十指交插抱住膝盖向内用力，膝部向外用力，5~7 次，然后牙齿叩动 36 次，调息吐纳，津液咽入丹田 9 次。

保健功效：因风湿滞留经络而引起的各种肿痛，肘孽痉挛、胸腹肿胀、手舞足蹈，嘻笑难以控制等杂症。

立夏时节人体疾病多表现在手厥阴心包经。手厥阴心包经起于胸中，属心包，下行，依次络于上中下三焦。其分支从胸中分出，横行至腋下三寸处，又上抵腋下，沿上肢内侧中线入肘，过腕，至掌中，循中指出其端。另有支脉从掌中分出后，沿无名指出其尺侧端，交于手少阳三焦经。其主要病症有心悸、心烦、精神失常、胸胁胀满，上肢痉挛、手心热、腋肿、面赤、目黄等症。文中所述本法主治病症，大多属于此，坚持以本功法锻炼，对三焦经病症有较好的防治作用。

第九章
夏季之小满

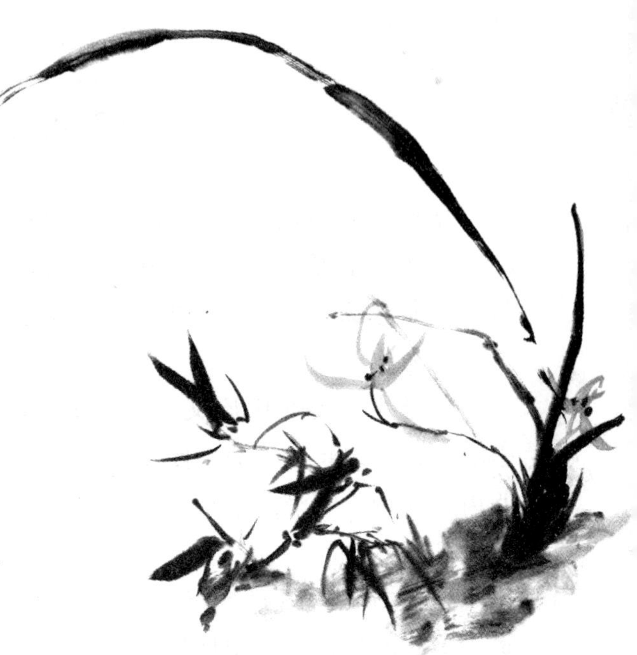

小满

（宋）欧阳修

夜莺啼绿柳，皓月醒长空。

最爱垄头麦，迎风笑落红。

节气解说

小满是二十四节气之一，夏季的第 2 个节气，通常在 5 月 21 日左右。小满的意思是夏熟作物的籽粒开始灌浆饱满，但还未成熟，只是小满，还未到大满。小满节气分为三候“一候苦菜秀；二候靡草死；三候麦秋至”，小满节气还可出现干热风，喜阴的植物在强烈的阳光下开始枯死。

在传说中，车神是一条白龙。在小满那天，人们在水车上放上鱼肉、香烛、白水等祭品以祭车神。祭祀完毕后，用祭品中的白水泼向田中，以祈求水砚涌旺、稻谷丰收。

在江浙一带还有小满祭蚕的习俗。相传，小满为蚕神诞辰，而蚕在古代被视为“天物”，为了祈求“天物”的宽恕及养蚕有个好收成，人们会在小满这天举行祈蚕节。

小满节气是初夏向仲夏的过度，气温明显升高，再加上降雨量的增加，空气变得潮湿、闷热，容易诱发风湿病、湿性皮肤病。由于昼长夜短，气温逐渐升高，所以对人体来说，能量消耗增加，新陈代谢更快，所以有疲劳感，还容易出现便秘、咽痛、口腔溃疡等健康问题。

饮食保健

多食素能防湿热

到了小满节气，气温明显升高，雨量增多。因为天气闷热潮湿，所以也是皮肤病高发期。《金匮要略·脑卒中历节篇》中说：“邪气中经，则身痒而瘾疹。”这里说的就是“风疹”病。可见古代医学家对此已有所认识。“风疹”的病因病机不外乎三点：一是湿郁肌肤，复感风热或风寒，与湿相博，郁于肌肤皮毛腠理之间而发病；二是由于肠胃积热，复感风邪，内不得疏泄，外不得透达，郁于皮毛腠理之间而来；三是与身体素质有关，吃鱼、虾、蟹等食物过敏导致脾胃不和，蕴湿生热，郁于肌肤发为本病。

所以，在小满时节，饮食调养宜以清爽清淡的素食为主，常吃具有清利湿热作用的食物，如红小豆、薏米、绿豆、冬瓜、丝瓜、黄瓜、黄花菜、水芹、荸荠、黑木耳、藕、胡萝卜、番茄、西瓜、山药、鲫鱼、草鱼、鸭肉等。忌食高梁厚味，甘肥滋腻，生湿助湿的食物，如动物脂肪、海腥鱼类、酸涩辛辣、性属温热助火之品及油煎熏烤之物，如生葱、生蒜、生姜、芥末、胡椒、辣椒、茴香、桂皮、韭菜、茄子、蘑菇，海鱼、虾、蟹等各种海鲜发物，牛、羊、狗、鹅肉类等。

入夏吃丝瓜最合适

入夏以后，瓜果蔬菜多了起来，人们的餐桌越来越丰富，这时候一定要多吃点丝瓜，能清暑降火、凉血解毒，还能将压降脂、抗衰老呢。《陆川本草》中说，丝瓜能“生津止渴、消暑除烦、治热病口渴、身烦躁热”。从营养学角度说，丝瓜低热量、高营养，含有丰富的钾、钙、镁等矿物质，是高钾低钠的食材，对预防高血压及心脑血管疾病有帮助。丝瓜中含有黄酮类物质，能增强人体免疫力，改善心脏功能。丝瓜中还含有丝瓜苦味素等成分，具有一定的保健效果。

吃丝瓜时，应注意以下几点：丝瓜性质偏寒，一次不要吃太多，以免伤脾胃引起腹泻；丝瓜不宜生吃；宜现吃现做，以免营养成分流失。

吃樱桃的好时节

樱桃有“百果第一枝”的美誉，入夏后樱桃上市，适当吃些樱桃，不仅能保健，还是防病治病的良药。樱桃中铁的含量很高，每 100 克高达 5.9 毫克，比苹果、橘子都高，可预防和改善贫血，患贫血和平时体虚的人可以适当吃。痛风患者多吃樱桃可以降低尿酸水平。

中医认为，樱桃性温，微酸，入肝、脾二经，可以补中益气、祛风胜湿、美容养颜等。《本草纲目》中说它能“调中益脾气，令人好颜色，止泄精，水谷痢”。一般人都可以吃樱桃，尤其适合那些脾胃虚寒、体质虚弱、贫血乏力者。

节气好食：健脾除湿食谱

进入小满后，气温越来越高，湿热也逐渐加重，此时应注重健脾胃、除湿热，不妨试试下面的几款食谱。

菊花薏米粥

材料

菊花 30 克，薏米、粳米各 100 克。

做法

1. 将薏米、粳米淘洗干净，一起放入锅中 .

2. 加入适量水煮至薏米熟，加菊花再煮 20 分钟即可。佐餐食用。

功效

菊花具有清热排毒的功效；薏米具有健脾利水、祛湿除痰的功效。两者搭配，对湿热困脾引起的食欲不振，以及内热炽盛所致的脸上长痘、大便燥结等有缓解作用。

冬瓜粥

材料

新鲜连皮冬瓜 80~100 克，粳米 50 克。

做法

1. 连皮冬瓜洗净，切成薄片，再切丁。粳米淘洗干净。

2. 锅中加入适量清水，放入粳米，大火煮开，转小火熬粥。米软后加入冬瓜丁，续煮 15 分钟，至粥软烂即成。

功效

夏天吃一些冬瓜粥，能利小便，消水肿，清热毒，止烦渴。

起居保健

应对蚊子叮咬有妙招

在炎热的夏天，身着单衣薄衫，而此时正是许多蚊虫活动最为猖獗之时，尤其是家中的小宝宝，更是易受到蚊虫的骚扰。下面介绍几个应对蚊虫叮咬的小妙招。

橘皮“蚊香”，驱蚊又消除异味

平时吃橘子时，皮不要扔掉，留下来，洗净，切成长条，晒干后就是橘皮“蚊香”了。夏天的时候，在室内点燃干橘皮，不仅能驱蚊，橘皮中的芳香还能帮助您把屋内的异味清除掉。

隔夜浓茶水，消炎散热好“药水”

当小儿被蚊虫叮咬后，就用浓茶水（最好是隔夜的浓茶水）涂抹被叮咬的部位，多涂几遍，红包就会消除了。这是因为浓茶中的茶多酚含量高，而茶多酚有消炎的作用。另外，用浓茶水给小儿涂抹患处，还能帮助小儿局部散热。

茶水用完之后，剩下的茶叶不要扔掉，把茶叶晒干，点燃，释放出的烟也具有驱蚊的效果呢！

淡盐水也能消炎止痒

说到抗菌消炎的食物，绝对不能少了盐。当小儿被蚊虫叮咬后，用盐水涂抹或冲泡被咬的地方，能使肿块软化，还能止痒。但需要注意的是，如果蚊虫叮咬的地方已经挠破了，就不能用盐水了，否则盐水的刺激性会令人疼痛难忍。

用西瓜皮反复涂擦能止痒

西瓜皮用来擦脸可以美容，用来涂抹蚊子包能止痒。这是因为西瓜皮中的乙醇挥发时能够带走热量，可以收缩被叮咬处的毛细血管，减少炎症的面积，从而达到止痒的目的。

鲜马齿苋汁，止痒又快又好

鲜马齿苋适量，洗净后绞汁，用马齿苋汁涂抹蚊子叮咬处，几分钟后蚊子包就会不痒了。

这是因为马齿苋具有清热解毒的功效，对蚊子叮咬引起的痛痒有效，同时还对其他昆虫叮咬引起的肿痛有效。

重养心，宜午睡

按照中医理论，五脏中与夏季对应的是心脏。《素问·灵兰秘典论》中说“心者，君主之官，神明出焉……主明则下安”“主不明则十二官危矣”。这是说心在人体的地位就像一个国家的国王一样，它至高无上、神圣不可侵犯，一旦受病，很容易波及其他脏腑，引发严重问题。心脏位于胸腔之内，在五行中属火，为“阳中之阳”；心与小肠相表里；心在体合脉，其华在面，开窍于舌，在志为喜，在液为汗。

夏天里人的阳气虽足，却容易外泄；夏天昼长夜短，容易睡眠不足；夏天人们出汗多，容易脱水；夏天太热，容易影响食欲；人们在夏天也容易因贪凉而患病。《黄帝内经》中还说“逆之则伤心，秋为痎疟，冬至重病”。这是说，有时夏季染病会在体内潜伏，到秋季才发作，如延至冬季就很严重了。所以，到了夏季，在饮食起居上都要注意，避免损伤心脏，引发疾病。

《黄帝内经》说“夏三月，夜卧早起，无厌于日”。夏季太阳升起得早，早晨空气清新，气温又相对较低，早点儿起床到室外、操场、公园、河边或田间小路走一走，活动活动身体，对调养精神，增强体质大有好处。

夏天日长夜短，天气炎热，早上鸟鸣蝉噪，夜间蚊子也多，很多人有到了半夜还睡不着，睡着了也经常被热醒或被蚊子吵醒，早上又醒得早的经历。这样不仅睡眠时间短，而且睡眠质量也不高，会有头晕、出汗、心情烦躁等表现。遇到这种情况，适合中午的时候休息 20~30 分钟。这样做，一是有利于补足睡眠，使身体得到充分的休息；二对改善脑部供血、消除疲劳、缓解烦躁情绪等具有良好的作用，可以减少脑血管意外的发生；夏日午睡还对提高机体的抵抗力，减少疾病发生有帮助。

运动保健

慢练瑜伽调身心

瑜伽是很多女性喜欢的运动方式，其实，这项运动也非常适合在夏天进行。

瑜伽（Yoga）源于古印度，是“一致”“和谐”的意思。我们通常所做的瑜伽练习，不需要外部器械，通过各种体位对肌肉、韧带和关节进行锻炼，增加身体的力量性、柔韧性和平衡性。瑜伽通过深长的腹式呼吸练习，能逐渐改善人体的肺脏功能，提高肺活量。另外，通过练习瑜伽，能使人的心理放松下来，很多人的性格比较急躁，如果练习瑜伽，坚持一段时间，就会发现自己的性格控制能力增强了，心态更加平和了。

在练习瑜伽时，要根据自己身体的实际情况来制订锻炼计划，没必要强迫自己做难度特别大的动作，量力而行，让自己紧张浮躁的心情平静下来就是练习的目的。

日常养生保健

拍打心包经好处多

小满与人体的手厥阴心包经相对应。心包是心脏外部的一层薄膜，有保护心脏的作用。心包经沿人体手臂前缘的正中线循行，其上有天池、天泉、曲泽、郄门、间使、内关、大陵、劳宫、中冲共 9 个穴位。

小满时可拍打心包经来养生，具体方法是：首先掐住腋窝下的极泉穴，极泉穴为手少阴心经上的穴位，弹拨此穴时可出现无名指和小指发麻，弹拨几下之后，用空拳沿着心包经慢慢地拍下来，可安心神、解心郁。若没有时间对整条经络进行按摩，也可选择几个简单易找的穴位，如劳宫穴、中冲穴进行按压。劳宫穴位于第二、三掌骨中间（握拳时，中指指端下即是该穴）。经常揉按此穴可清心安神、消肿止痛，防治中暑、心悸、心痛、烦闷、口疮等。中冲穴位于中指指端的中央，有开窍醒神、泄热清心的作用，治疗中暑、脑卒中昏迷、吐泻、心痛、口疮等。经常揉按中冲穴可泻心火，防治口舌生疮。按摩时，可用左手手指甲掐按右手的中冲穴1分钟，再用右手掐按左手中冲穴 1 分钟。

马齿苋帮您除脚癣

小满时节有“一候苦菜秀；二候靡草死；三候麦秋至”的谚语。此时，正是马齿苋生长茂盛的时候，马齿苋不仅能吃，还可以解除有“香港脚”的人的烦恼。

马齿苋又名马齿菜、太阳草、酸米菜等，因李时珍对其有“其叶比并如马齿，而性滑利似苋”的描述，故得名。因其具有清热、解毒、散血、杀菌、消肿的功效，被医家视为治疗脚癣之良药。

脚癣主要由湿热造成，除了饮食外，我们还要保持脚的清洁干燥，选择通气良好的鞋子，勤换鞋袜，趾缝紧密的人可用草纸夹在中间，以吸水通气。治疗脚癣的过程中，我们还可以采用敷贴和泡脚的形式缓解病症，如《本草纲目》就记载可以用附子、草乌头同姜汁调和，敷在脚上。

要注意的是，因为脚癣可以传染，所以不要用别人的拖鞋、浴巾、擦脚布等，注意个人卫生。

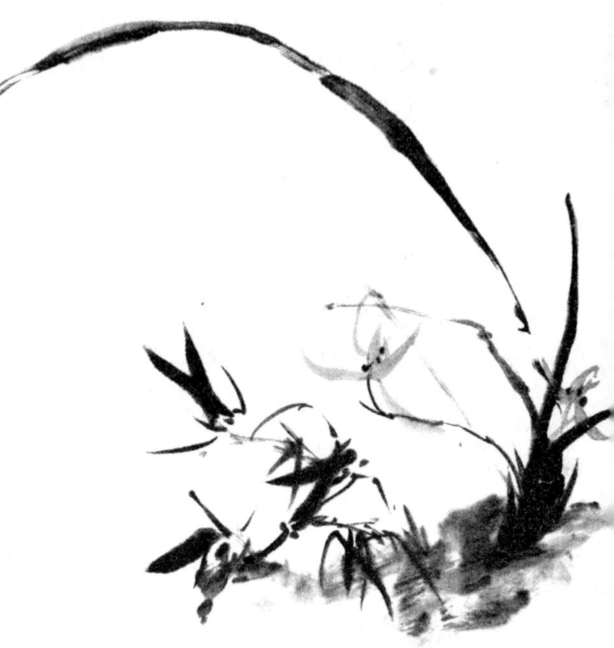

第十章
夏季之芒种

时雨（节选）

（宋）陆游

时雨及芒种，四野皆插秧。

家家麦饭美，处处菱歌长。

节气解说

芒种是夏季的第三个节气，一般在每年的6月6~7日左右，太阳到达黄经75°时。《月令七十二候集解》："五月节，谓有芒之种谷可稼种矣。"芒种谐音"忙种"，意指大麦、小麦等有芒作物种子已经成熟，正在抢收中，而晚谷、黍等夏播作物正在播种，农事活动一派繁忙。

在江南地区，有芒种节气"送花神"的习俗。芒种来临，宣告着正式进入夏季，百花开始凋残、零落，人们要在芒种这天举行仪式饯送花神归位，同时表达对花神的感激之情，盼望来年再次相会。

芒种节气，我国长江中下游地区将进入多雨的梅雨季节。传统认为，芒种、夏至两个节气为午月，称为仲暑。

芒种期间，我国大部分地区正式进入夏季，而且北方进入雷雨、阵雨天，南方则进入梅雨天。"芒种梅雨天，留神湿病生"，从芒种开始，天气渐热，雨水较多，湿度增大，不仅使人体心脏负荷逐渐加重，还会出现"夏打盹"的情况，因此芒种时节养生应增强体质，预防湿热，调养心神，以适应节气的变化。

饮食调养方面，历代养生家都认为夏三月的饮食宜清补。建议减少肉类的食用量，如果喜欢吃肉，可以选择鸭肉、鲤鱼肉等；宜多吃蔬菜、水果和谷物类食物，推荐时令新鲜蔬果，比如丝瓜、黄瓜、莲藕、冬瓜、桑椹、桃等。到了芒种节气后，"肝脏气休，心正旺"。因此，芒种节气也要注意养心。

饮食保健

芒种饮食宜清淡

唐代著名医家孙思邈认为“常宜轻清甜淡之物，大小麦曲，粳米为佳”；元代医家朱丹溪说“少食肉食，多食谷蔬菜果，自然冲和之味”。芒种时天气炎热，人体出汗多，饮水增加，胃酸易被冲淡，消化液相对减少，消化功能减弱，人易出现食欲不振。因此，芒种时饮食须清淡，应多食新鲜蔬菜、水果，豆制品等。蔬菜、豆类可为人体提供必需的糖类、蛋白质、脂肪和矿物质等营养素及大量的维生素，可预防疾病、延缓衰老。瓜果蔬菜中的维生素C，还是体内氧化还原反应的重要物质，它能促进细胞对氧的吸收，在细胞间和一些激素的形成中是不可缺少的成分。除此之外，维生素C还能抑制病变，促进抗体形成，提高机体抗病能力。

芒种时节，看体质吃水果

在芒种前后，多种水果相继上市，水果不仅含有丰富的维生素、水分及多种矿物质，而且果糖、果胶的含量明显优于其他食品。可是根据不同人的不同体质，也应当有所选择。因为水果也有寒、热、温、凉、平五种属性。食物属性，即所谓“四气”，是指食物进入体内，会产生“寒、热、温、凉”的作用。介于四者之间既不温不热，又不寒不凉，则归属于“平”性。

虚寒体质的人基础代谢率低，体内产热量少，四肢即便在夏季也是冷的。由于他们的副交感神经兴奋性高，所以面色较常人白，他们很少口渴，也不喜欢接触凉的东西，也不喜欢在空调房中久待。中医强调均衡、阴阳调和，所以体质偏寒的人在吃水果时，自然要择食温热性的，这类水果包括荔枝、龙眼、番石榴、樱桃、椰汁、榴莲、杏、栗子、胡桃肉等。

实热体质的人代谢旺盛，产热多，交感神经占优势，容易发热，经常脸色红赤、口渴舌燥，喜欢吃冷饮，易烦躁，常便秘。这样的人要多吃寒凉性的食物，如香瓜、西瓜、水梨、香蕉、奇异果、莲藕、番茄、柿子、荸荠、甜瓜、黄瓜、柚子等。性质平和的水果，如葡萄、菠萝、木瓜、苹果、椰肉、梨、橙、西瓜皮、芒果、橄榄、白果、李子等，不同体质的人则均可食用。

食宜细嚼慢咽，忌贪快贪多

《随息居饮食谱》中说："凡食均需细嚼，连液吞咽，则有益。若顿食至饱，反壅气伤脾。"这句话是说，吃饭的时候，要细嚼慢咽，让食物充分被磨碎了再咽下，另外，咀嚼运动也能刺激胃肠道分泌消化液，为接下来的消化吸收打好基础。如果贪快，呼噜呼噜将食物吃下去，很容易引起消化不良，时间久了，也会损伤脾胃功能。

节气好食：排毒除湿汤品

入夏以后，不仅天气越来越热，湿气也越来越重，湿热交加，人很容易上火，出现牙痛、口臭、口疮、痤疮等问题，下面推荐几款汤，能有效清热排毒、去除湿热。

苦瓜排骨汤

材料

苦瓜 1 根，小排 300 克，玉米 1 根，料酒、生姜片、胡椒粉、盐各适量。

做法

1. 小排洗净，切小段，在沸水中焯一下，捞出备用。苦瓜洗净，去掉子和白色部分，切成小块。玉米洗净，切段。

2. 排骨放入锅中，加入适量清水，放入生姜片、料酒，用大火煮开。

加入玉米段，煮开。将苦瓜段放入汤中，大火煮开。

3. 转小火，炖煮至排骨软烂，加入调料调味即成。

功效

夏季特别适合吃苦瓜，可以素炒、凉拌，做汤也不错。苦瓜能清热去火、消暑除烦。对女士来讲，夏季多吃点儿苦瓜，还能美白皮肤呢。

冬瓜山药汤

材料

冬瓜 500 克，山药 300 克，姜片、葱花、盐、料酒各适量。

做法

1. 将山药和冬瓜去皮，洗净，切成小块备用。

2. 锅中加入适量清水，烧开后下入山药块、冬瓜块、姜片，烧开后转小火炖汤，至材料软烂，调入调味料即成。

功效

冬瓜不含脂肪，热量很低，夏天吃对降脂减肥有很好的效果。冬瓜富含钾元素，能利水消肿。中医认为，冬瓜能清热解暑、降火滋阴，再搭配能健脾养胃的山药，是一道不错的夏季汤品。

百合莲藕梨汤

材料

莲藕 1 节，百合 50 克，梨 1 个，冰糖、枸杞子、蜂蜜各适量。

做法

1. 莲藕洗净，去皮，切成小块，备用。梨洗净，去核，切块，备用。百合洗净后掰开，备用。

2. 锅中加适量水，放入莲藕块，大火煮开，转小火煮至将熟。

3. 将梨块、百合、枸杞子、冰糖倒入汤中，续煮 10 分钟，关火，闷 5 分钟。

4. 将汤倒出，放温，加入蜂蜜调匀即成。

功效

莲藕能清热开胃、健脾止泻，一般人都可以食用，特别是高血压和贫血者，夏季可以多吃。莲藕搭配百合和梨，还能润肺止咳、清心安神，夏季因为天气热，感觉燥热的人可以适当吃一些。

起居保健

夏季如何保证好睡眠

人的一生中，有三分之一的时间是在睡眠中度过，可见睡眠对人是何等重要。但是，盛夏来临，天气炎热，常常睡不着、醒得早，让人觉得很无奈，要想在火辣辣的夏季有个好的睡眠，应从以下几个方面着手。

做好降温措施：研究表明，人体入睡的最佳温度是低于我们人体温度10℃左右，也就是26~18℃是比较适宜入睡的。夏季睡眠不好很大一部分原因是没有做好降温措施！如果温度不是很高，建议开窗通风入睡，或者使用电风扇降温，空调开在28℃左右，然后身上盖上层薄毯子。一定要注意，室内温度不要忽冷忽热，以免着凉感冒。

良好的睡眠环境：注意保持良好的睡眠环境。保持室内安静，床上可以铺上凉席，枕头要调整好高度，这些都对促进睡眠有帮助。

做好防蚊措施：夏天蚊子比较多，加上蚊子很容易传染疾病，所以得做好防蚊措施！驱蚊最好的方法就是安装蚊帐，它没有蚊香的刺鼻气味，使用起来也很方便，特别适合有小宝宝的家庭。另外，在蚊子肆虐的时候，可以在房间的四个角落里，分别放上4~5盒清凉油，将盖子揭开即可。其驱蚊效果可维持一个夏天。

不要空腹或者吃得过饱后睡眠：晚餐要把握好，不可不吃更不可多吃，尤其是宵夜，最好不要吃。晚餐过饱不但影响睡眠，还会引起肥胖。

作息规律，睡前不进行刺激的活动：中老年人不打通宵麻将，也不要在半夜兴奋地看足球赛；上班族不熬夜看电视、上网，规律作息。

午睡时间要控制：夏季午睡有利健康，但要控制时间。健康的午睡以15~30分钟最恰当，午觉睡太久，刚起来的半小时会有轻微的头痛、全身无力等症状，午睡过久容易打乱人体生物钟，影响夜间的正常睡眠。

运动保健

警惕运动中的几个误区

夏季生机勃勃，也是人们运动热情最高涨的时期，但是在运动时，应该避开以下几个误区。

操之过急：有些人想利用运动来增强体质或者减肥，但往往容易冒进，期望短时间内就取得明显效果，应纠正这种思想，持之以恒，将运动变成健康生活的一部分。

开始运动就大强度：有些人不喜欢做准备活动，一开始锻炼就进行大强度运动，这样做对身体健康不利，除了容易产生疲劳感外，还容易发生拉伤、扭伤等外伤。所以运动前一定要做好准备活动，而运动的强度也应该逐渐增加。这样做效果会更好。

出汗了才说明运动够量：有些人认为运动到汗流浃背才是有效的运动，才能达到健身强体的目的。这是一个误区，人的汗腺类型不同，有些人容易出汗，而有些人则相反，所以，出汗与否不是衡量运动效果的有效指标。

带病坚持锻炼：很多人觉得锻炼要有恒心，即使风吹雨打、病痛折磨也不能轻言放弃。这种锲而不舍的精神是好的，但并不适合用在此处。生病了要注意休息，减少运动量，否则有可能加重病情，影响疾病的痊愈。尤其是中老年人，身体功能已经衰退，一定不要这样做。

日常养生保健

芒种五月节坐功

《遵生八笺》中原文如下："运主少阳三气。时配手少阴心君火。坐功：每日寅、卯时，正立仰身，两手上托，左右力举，各五七度，定息，叩齿，吐纳，咽液。治病：腰肾蕴积，虚劳，嗌干，心痛，欲饮，目黄，胁痛，消渴，善笑，善惊、善忘，上咳吐，下泄，身势而股痛，心悲，心项痛，面赤。"

芒种节气中生物代谢旺盛，生长迅速。本功法以"芒种"命名。正是顺应这一时令特点而制定的气功锻炼方法，适宜于芒种时节锻炼，可于芒种时开始，练至夏至为止。芒种时节，人体疾病在经络方面的表现多与手少阴心经相关。手少阴心经起于心中，属心系，下膈，络小肠。其支脉从心系分出，挟食道上行，连于目系。文中所述本功法主治病症心痛、咽干、口渴、胸胁疼痛、善笑、喜忘、心悲、惊悸，乃至目黄、消渴，均与手少阴心经的病变有关，采用本功法锻炼，有较好的防治作用。

具体方法：每日凌晨 3~7 时，立正仰身，双手向上托捧，向左右用力，各 5~7 次，平心静气，然后牙齿叩动 36 次，调息吐纳，津液咽入丹田九次。

可用于：腰肾类疾病、体虚、咽干、心痛、眼珠发黄、胁间疼痛，糖尿病、心悸健忘，上吐下泻、腰酸腿痛、心烦、头颈酸痛，面红耳赤等症。

毛孔调息功

芒种时可选择游泳、跑步、打球等方式进行运动，以促进排汗，增强体质。也可练毛孔调息功以养生。

具体方法是：自然站立，双脚分开与肩同宽，双臂自然下垂，掌心朝内侧，中指指尖紧贴风市穴，拔顶，舌抵上腭，提肛，净除心中杂念。全身放松，两眼微闭或两眼平视，但要视而不见，两膝盖微屈，思想集中，呼吸绵绵，呼气时意念想全身毛孔都张开，向外排气，使一切病气、浊气都排出去，吸气时意念想全身毛孔都在采气，内脏各器官也与宇宙之气同呼吸。每次 20 分钟，常练之可达到祛病延年之目的。

芒种健身用药浴

午时天热，人易汗出，衣衫要勤洗勤换。为避免中暑，要常洗澡，这样可使皮肤疏松，“阳热”易于发泄。但须注意的一点是，在出汗时不要立即洗澡，中国有句老话“汗出不见湿”，若“汗出见湿，乃生痤疮”。在洗沐时如果采用药浴，则会达到更好的健身防病的目的。

所谓药浴就是在沐浴水中加入药物的汤液，或直接用煎好的汤药，以蒸气沐浴方法或熏洗全身或患病局部，达到健身防病的目的。药浴的方法多种多样，常用的浸浴、熏浴、烫敷，作为保健养生则以浸浴为主。

浸浴的具体方法，以五枝汤（桂枝、槐枝、桃枝、柳枝、麻枝）为例：先将等量药物用纱布包好，加 10 倍于药物的清水，浸泡 20 分钟，然后煎煮 30 分钟，再将药液到入浴水内，即可浸浴。有条件的可每日 1 次，这种药浴方法适合用全身浸浴液亦可用于局部泡洗。

女性可选择美容护肤方：绿豆、百合、冰片各 10 克，滑石、白附子、白芷、白檀香、松香各 30 克，研粗末，装纱布袋煎汤浸浴，可使容颜、肌肤白润细腻，体香驱邪。

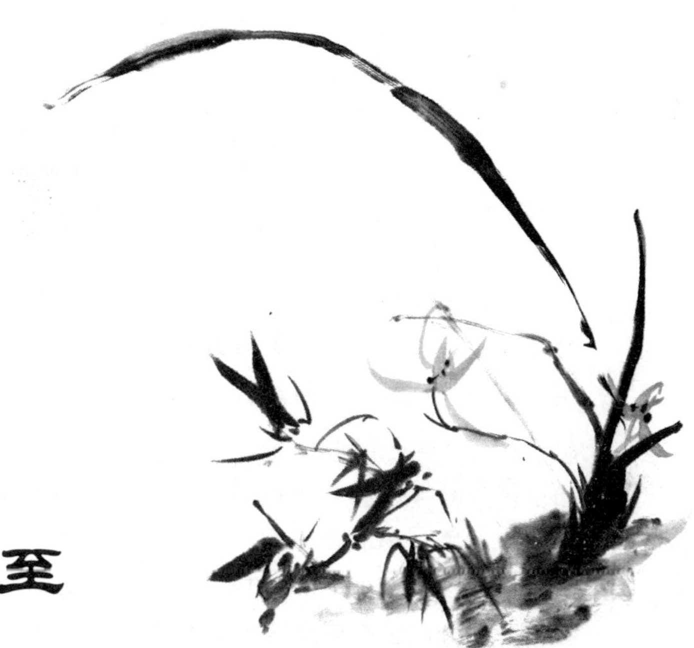

第十一章 夏季之夏至

夏至日作

（唐）权德舆

璿枢无停运，四序相错行。

寄言赫曦景，今日一阴生。

节气解说

夏至是夏季的第 4 个节气。夏至发生在每年的 6 月 21 日或 22 日。夏至这天，太阳直射地面的位置到达一年的最北端，几乎直射北回归线，北半球的白昼达最长，且越往北越长。传统认为，芒种、夏至两个节气为午月，称为仲暑。

夏至正值麦收，自古以来就有夏至时节祭祀祖先以庆丰收、祈求获得“秋报”的习俗。古时候，夏至祭祀还被纳入祭神典礼中，如《周礼》就有记载：“以夏日至，致地方物魈。”这种“夏祭”一直被沿袭下来，现在仍有部分地区在夏至这天举办隆重的“过夏麦”。

有的地方女性们在夏至这天互赠折扇、脂粉等什物以消夏避暑。折扇能扇风，带来凉爽；脂粉涂抹在身上，能散浊气，预防生痱子。

俗话说“热在三伏”，真正的暑热天气就是以夏至、立秋为基点计算的。大约在 7 月中旬到 8 月中旬的 30 天，各地的气温均为一年中最高的时段，有些地区的最高气温可达 40℃甚至更高，在我国的长江中下游、江淮流域正处于“梅雨”季节。

夏至时人体的阳气最为充盛，心火当令，要特别注重保养心气，预防中暑。食疗方面，以清补、健脾、祛暑化湿为主要原则。少吃厚味肥腻、油炸类食物，多吃口味清淡，有滋阴作用的食物，如绿豆、赤小豆、兔肉、鸭肉、莴笋、冬瓜、莲藕、丝瓜、苦瓜等。

饮食保健

适当吃苦味和酸味的食物

到了夏至，除了要吃一些清淡的食物外，为了抗菌消炎、解热去暑、提神醒脑、消除疲劳，还应“刻意”去吃一些苦味和酸味食物。现代营养学研究表明，苦味食物中含有氨基酸、生物碱、维生素、苦味素、微量元素等成分，具有解热除湿、抗菌消炎、帮助消化、增进食欲、促进血液循环、舒张血管、清心除烦及调整人体阴阳平衡的作用，非常适合夏季人体所需。夏季可食的苦味食物有苦瓜、芹菜、蒲公英、苦菊、黄瓜、鸡毛菜、仙人掌、野蒜、枸杞苗等。

天气炎热，人们出汗多而易丢失津液，除了要吃苦味食物外，还应适当多吃些酸性食物，如番茄、柠檬、草莓、乌梅、葡萄、山楂、菠萝、芒果、弥猴桃等，不仅能敛汗止泻祛湿，还可以生津解渴，健胃消食，增进食欲。如乌梅具有解热、除烦、止泻、镇咳、驱虫等功效，能够增加抗菌力，对痢疾杆菌、大肠杆菌、伤寒杆菌、结核杆菌等都有抑制作用。

天热胃口不好，多吃番茄

夏季天气炎热，很多人会出现口干、口渴、食欲不振、厌食、挑食等症状。而番茄具有生津止渴、健胃消食、清热解毒等功效，能改善食欲不振的症状。因此，夏季时不妨多吃番茄。番茄可以说是万能蔬果，既能用番茄搭配鸡蛋炒菜，又可以用来煮汤，也可以当水果吃。

南瓜薏米，夏季祛湿最佳组合

黄色入脾，南瓜具有健脾和胃的功效；薏米具有养心、利水、除湿的功效。夏季天气闷热潮湿，这样的天气最容易伤害脾胃功能而导致消化不良、食欲不振、厌食等症。所以，夏季既要防湿，还要健脾，可多吃具有健脾益胃、利水除湿的南瓜薏米粥或汤。

节气好食：喝汤水，清热气、驱湿气

夏季天气热，出汗多，特别适合喝一些糖汤水水，下面介绍几款简单好做的。

甘草三豆汤

材料

红小豆、扁豆、绿豆各 25~30 克，甘草 6 克，冰糖适量。

做法

1. 上述材料清洗干净，放清水中浸泡 3 小时。
2. 将材料一起放入锅中，加入适量清水，大火煮沸，用小火煲汤至豆子熟烂。

功效

这道汤在湿热渐重的夏季饮用特别适合，其中，红小豆能清热解毒、利水消肿，绿豆能清热解暑，而扁豆性平味甘，能化湿和中、健脾止泻。搭配一点甘草能调和药性，既能消暑热，又不会因食材寒凉伤了脾胃。

陈皮老鸭冬瓜汤

材料

老鸭肉 500 克，冬瓜 300 克，陈皮 10 克，薏米 30 克，调味料各适量。

做法

1. 鸭肉洗净，切成小块，焯水后备用。冬瓜洗净，切块备用。

2. 锅中加入适量清水，煮开后放入上面处理好的材料，大火烧开后转小火煲熟，下入调味料调味即成。

功效

盛夏季节，人身体内的湿热较重，而且因为出汗多，容易耗伤气阴，这个时候特别需要健脾化湿、滋阴清热。这道汤中的鸭肉能滋阴养血，冬瓜能清热利湿，陈皮能化湿健脾。

豆腐苦瓜汤

材料

豆腐 1 块，苦瓜 100 克，肉末少许，植物油、黄油、酱油、芝麻油、水淀粉各适量。

做法

1. 豆腐切成块，苦瓜洗净切小片。肉末加植物油、酱油、水淀粉拌匀，腌制 5 分钟。

2. 锅烧热，加入少许植物油，烧热后下入肉末划散，下入苦瓜片，翻炒均匀。

3. 锅中倒入适量清汤，煮沸后下入豆腐块，略煮，加入调味料调味，最后淋上芝麻油即成。

功效

这道汤用豆腐搭配苦瓜，白绿相配，口味略苦，能清解暑热，清利肠胃，适合暑湿盛的夏季饮用。

起居保健

高温闷热长痱子，黄瓜双花有效果

入夏以后，天气越来越闷热，大量的汗液无法蒸发掉，堵塞汗腺，很容易引发痱子，痱子多长在人的脖子、胸背和肘窝等部位，小孩可发生在头部、前额等处。家里的小宝宝和行动不便的老人，如果患了痱子，非常痛苦。中医辨证属暑热夹湿、闭于毛窍所致，故治以清热解暑化湿，可用霍香、佩兰、野菊花、金银花、车前草、蒲公英、鲜薄荷等煎汁代茶饮服。但上述草药性寒凉，脾胃不好的人一定要慎用，更不能长期服用。下面介绍几个小偏方，用黄瓜等常见食材就可以，非常简单实用。

小方 1：鲜黄瓜汁

做法：取一根鲜黄瓜，洗净去皮，切成小块，放入榨汁机榨汁。

用法：用消毒棉花蘸上黄瓜汁，在长痱子处反复涂擦，每天可进行数次。

功效：黄瓜汁有清热解毒、祛湿的作用，适用于痱子，它性质温和无刺激，尤其适用于小宝宝。

小方 2：金银花水

做法：金银花 20 克。用金银花煮一锅热水，兑入适当凉水调温后，用来洗澡。

用法：一日可以洗 2~3 次。

功效：金银花水能清热解毒，止痒消痱子。

预防痱子，起居要注意

首先，做到居室环境通风凉爽，避免长时间在烈日下暴晒或进行过激运动，必要时可用空调降温，一般温度以 26℃左右为宜；其次，勤洗澡，保持皮肤干燥卫生，宜穿着宽松、柔软、清洁、吸汗性强的衣物；少吃大鱼大肉等过热及辛辣食物，少食过甜的食物，出汗量大的时候可适当地补充些淡盐水。

适当出汗，不易生病

入夏以后，天气越来越热，人们都爱待在有空调的房间里，甚至一整天都不出来。这样的做法不可取。《黄帝内经 · 四季调神大论》中指出，夏季的三个月“天地气交，万物华实”，这个时候应该“使气得泄，若所爱在外”，也就是说，夏天养生，要顺应夏季的气候特点，利用充足的阳光和热气，使皮肤腠理开泄，让体内的寒气能排出体外。也就是说，夏季应该适当出出汗。

如果长时间待在空调房里，皮肤的毛孔收缩，汗液无法排出体外，湿热邪气会存留在身体中，引起头晕、四肢无力能问题。而因为热耐受力下降，还会发生中暑。

另外，如果经常出入空调房，忽冷忽热，很容易损伤呼吸道黏膜，引发呼吸系统疾病，出现发热、扁桃体肿大、鼻塞、气喘咳嗽等。

从四季养生的角度来看，如果夏季不适当出汗，到了秋冬季节，体内郁积的寒气会引发一系列健康问题。

运动保健

夏季锻炼注意防暑降温

夏至之后，天气已经开始炎热起来，最好选择在清晨或傍晚天气较凉爽时进行锻炼，场地宜选择在河湖水边、公园、庭院等空气新鲜的地方，不宜做过分剧烈的活动，若运动过激，会导致大汗淋漓，泄汗太多，不但伤阴气，也易损阳气。

在运动锻炼过程中，出汗过多时，可适当饮用淡盐开水或绿豆盐水汤，切不可饮用大量凉开水，更不能立即用冷水冲头、淋浴，否则会引起寒湿痹证、黄汗等多种疾病。

日常养生保健

冬病夏治正当时

“冬病夏治”是一种特殊疗法，是中华中医药疗法中的特色疗法。它结合中医的针灸疗法，在人体的穴位上进行药物贴敷，以鼓舞正气，增加人体的抗病能力，从而达到防病治病的目的。夏季是一年中最炎热的季节，人体阳气发泄，气血趋于体表，皮肤松弛，毛孔张开。此时在穴位上贴敷药物易于作用穴位，渗透皮肤，疏通经络，调节脏腑，对支气管哮喘、慢性支气管炎、慢性呼吸衰竭、反复感冒、慢性咳嗽、鼻炎等具有较好的预防和治疗作用。

夏至，贴敷正当时，哮喘、过敏性咳嗽、过敏性鼻炎、体虚反复感冒等疾病都可治疗。

贴敷治疗应该请专业医生来进行。贴敷期间应注意以下几点：忌食海鲜和生冷、辛辣、油腻食品；注意保暖；急性呼吸道感染、发热期间不能贴敷；皮肤对贴敷药物极度敏感者不宜贴敷；特殊体质及有接触性皮炎等皮肤病以及贴敷穴位局部皮肤有破损的不适宜贴敷；另外，2 岁以下的孩子、孕妇、对胶布过敏者要慎用。此外，贴敷后时间不要自己延长，还应减少运动、尽量避免出汗，防止药贴脱落。

除了贴敷外，“冬病夏治”还可以借助饮食来调理，骨关节痛、哮喘、“老慢支”、水肿、甲状腺功能减退症等，如能在夏天补阳，冬天时症状就可以减轻。

健脑开智功

天气炎热，有空的时候可以选择做做健脑开智功，能防治脑血管硬化，增强记忆力，开发大脑智力，可谓老少皆宜。

具体方法：端坐于椅子上，两脚分开与肩同宽，下颌向内微收。两眼轻闭，两手合谷相对，手心向内置于小腹部。或者自然站立，双脚分开与肩同宽，双臂自然下垂，掌心朝内侧，中指指尖紧贴风市穴，拔顶，舌抵上愕，提肛，净除心中杂念。两眼轻闭，然后，两手合谷相对，手心向内置于小腹部。吸气时意想头顶百会穴，呼气时意想脑后风池穴，一呼一吸为一息，共做 108 息。两手上抬至头顶两侧。手掌向后沿两侧头顶划圆弧 108 次，再反向划圆弧 108 次，划完两手松垂下落至大腿两侧即收功。

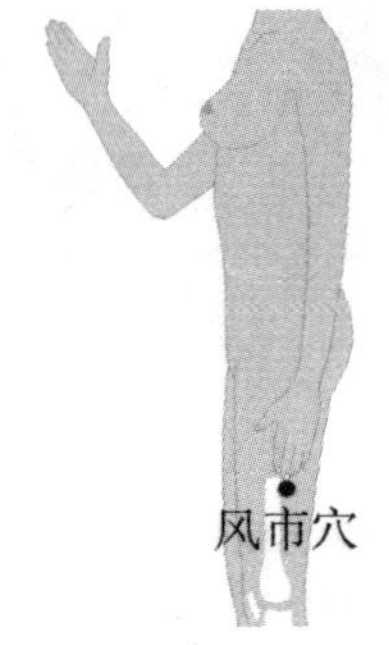

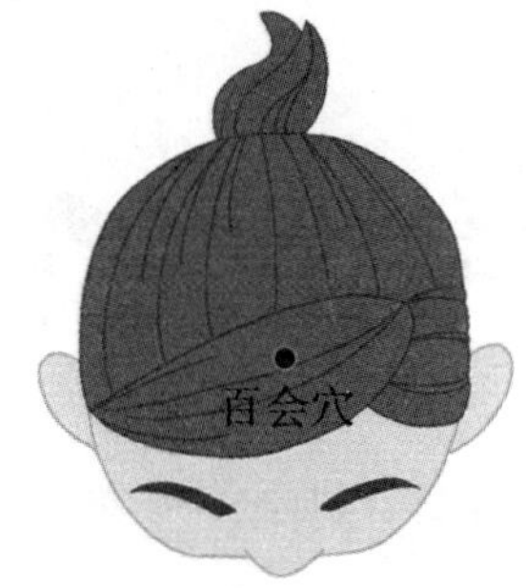

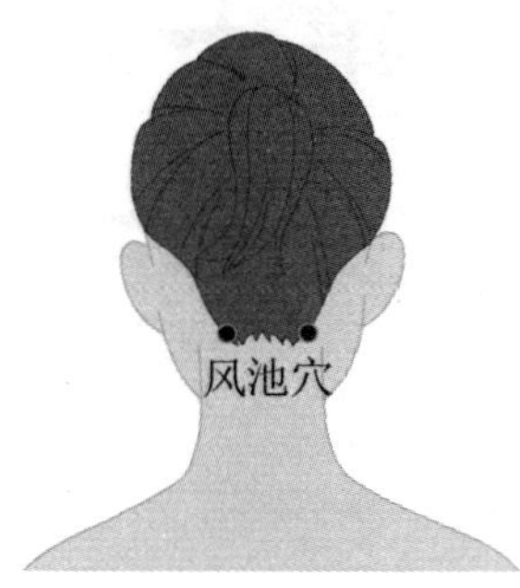

风市穴、百会穴、风池穴示意图

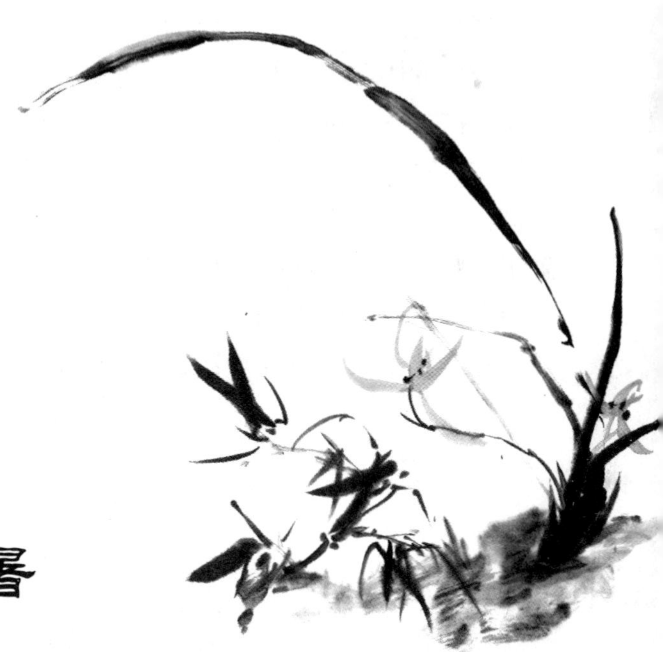

第十二章 夏季之小暑

小暑六月节

（唐）元稹

倏忽温风至，因循小暑来。
竹喧先觉雨，山暗已闻雷。
户牖深青霭，阶庭长绿苔。
鹰鹯新习学，蟋蟀莫相催。

节气解说

小暑是夏季的第 5 个节气，一般时间为每年 7 月 7 日或 8 日，太阳到达黄经 105° 时。暑，即炎热的意思，小暑为小热，还不十分热。意指天气开始炎热，但还没到最热。《月令七十二候集解》："六月节……暑，热也，就热之中分为大小，月初为小，月中为大，今则热气犹小也。"我国古代将小暑分为三候："一候温风至；二候蟋蟀居宇；三候鹰始鸷。"这是说，小暑节气大地上便不再有一丝凉风，而是所有的风中都带着热浪；由于炎热，蟋蟀离开了田野，来到庭院的墙角下避暑热；在这一节气中，老鹰因地面气温太高而在清凉的高空中活动。

在我国民间，有小暑"食新"的习俗，就是在小暑过后尝新米。农民将新收的稻谷碾成米，做成米饭供奉五谷大神和祖先。民间还有头伏吃饺子的习俗，三伏天人的食欲往往不好，人也会消瘦一些，所以称为"苦夏"，这时候吃一些美味的饺子，能开胃解馋，增进食欲。

人们常说"热在三伏""小暑过，每日热三分"，从小暑至立秋这段时间，称为"伏夏"，即"三伏天"，是全年气温最高的时候，除了热之外，此时雨水多、湿气重。"伏"就是伏藏的意思，所以，在三伏天，应该减少外出以避暑气。

暑热季节，人们特别容易出汗，长期大量出汗，不仅使心气亏耗，还会使人体抵御外邪的能力降低，暑湿等邪气容易乘虚而入。

为了能有效抑制暑湿邪气，建议在饮食上要清热利湿、养心安神，推荐适量食用苦瓜、冬瓜、丝瓜、红小豆、绿豆、苦荞麦等食材。虽然在酷暑天喝点冷饮、吃点冰西瓜会使人感觉很舒服，但过量食用寒凉食物会影响脾胃的消化吸收功能，尤其是阳虚体质者更要慎重。在小暑节气里，要注意劳逸结合，确保心脏阳气旺盛，防止暑湿的侵袭，以减少疾病的发生。

饮食保健

夏季饮食健脾胃

夏季人体消耗较大，需要加强脾的运转，从食物中吸收营养，而且夏季天热下降，地湿上升，湿热交争困于脾，会引起食欲不振、不思饮食、恶心等症状，所以夏季要注意健脾养胃、清除湿热。黄色食物入脾，夏季可多吃黄豆、柑橘、香蕉、柠檬、黄玉米、枇杷等。寒凉伤脾胃，夏季吃冷饮解暑时也要注意控制量，以免伤及脾胃，引发不适。

小暑吃三宝——黄鳝、蜜汁藕、绿豆芽

俗话说“小暑黄鳝赛人参”，以小暑前后一个月产的鳝鱼最为滋补味美。夏季往往是慢性支气管炎、支气管哮喘、风湿性关节炎等疾病的缓解期，而黄鳝性温、味甘，具有补中益气、补肝脾、除风湿、强筋骨等作用。根据冬病夏补的说法，小暑时节最宜吃黄鳝。黄鳝蛋白质含量较高，铁的含量比鲤鱼、黄鱼高一倍以上，并含有多种矿物质和维生素。黄鳝还可降低血液中胆固醇的浓度，防治动脉硬化引起的心血管疾病，对食积不消引起的腹泻也有较好的作用。用素油炒鳝片加大蒜方法简便，老少咸宜。

民间还有小暑吃藕的习惯，藕中含有大量的碳水化合物及丰富的钙、磷、铁和多种维生素，及膳食纤维，具有清热、养血、除烦等功效，适合夏天食用。鲜藕以小火煨烂，切片后加适量蜂蜜，可随意食用，有安神助睡眠之功效，可治血虚失眠。

另外，小暑时应多吃炒绿豆芽，它有清热解毒的功效。豆芽洗净控干水，油锅烧热，花椒入锅，烹出香味，将豆芽下锅爆炒几下，倒入白醋继续翻炒数分钟，起锅时放入盐、味精，装盘即可。

除此之外，还可常吃丝瓜、苦瓜、黄瓜、冬瓜以及淡水鱼、海带等。

节气好食：健脾利湿，汤粥为先

脾胃湿气重，汤粥来帮忙，芡实、扁豆、薏米、山药等都是不错的健脾食材，不妨将它们合理搭配，熬出一份适合您的汤或粥，脾胃好了，苦夏也没那么难过了。

芡实白扁豆粥

材料

芡实、白扁豆各 15 克，粳米 50 克，冰糖适量。

做法

1. 芡实、白扁豆、粳米分别清洗干净，用清水浸泡 1 小时。

2. 锅中加入以上材料和浸泡的水，大火烧开后转小火熬粥，至米、豆软烂时调入冰糖，至冰糖溶化后即成。

功效

芡实和白扁豆是常用的药食两用材料，它们能健脾养胃、利湿止泻，特别适合脾胃阳虚，长期腹泻者，对小儿腹泻者也适合。

小米山药橘皮粥

材料

小米 50 克，鲜山药、新鲜橘皮各 10 克。

做法

1. 鲜山药洗净，去皮；新鲜橘皮洗净，切丝；小米淘洗干净。

2. 将上述食物一起放入锅中，加入适量水煮成粥。佐餐食用。

功效

这道粥黄白相间，甚是好看，能从“色”上刺激儿童的味蕾。另外，这道粥能健脾、消积、开胃。

冬瓜百合汤

材料

鲜冬瓜 150 克，百合 10 克，白糖适量。

做法

1. 冬瓜洗净，切片，与百合一同入锅中。

2. 加入适量清水，大火煮沸后改用小火煮至冬瓜烂，加入白糖即成。饮汤吃瓜、百合，每日 1 碗，坚持 3~5 日。

功效

冬瓜百合汤具有清热养心、养胃生津的功效，对夏季小儿食欲不振、体重减轻有比较理想的改善作用。

乌梅汤

材料

乌梅 60 克，冰糖适量。

做法

1. 乌梅洗净，同冰糖一起放入锅中。

2. 将乌梅与冰糖加水煮汁。代茶饮用。

功效

乌梅性温，味酸，有生津止渴、健脾开胃的作用。现代研究认为，乌梅含有的枸橼酸对食欲不振有很好的疗效。

起居保健

盛夏宜少动多静

民间有“小暑大暑，上蒸下煮”之说。小暑时节天气炎热。出汗多、消耗大，再加之劳累，人们更不能忽略对身体的养护。俗话说：“热在三伏。”小暑正是进入伏天的开始，按照中医理论，小暑是人体阳气旺盛的时候，阳气在中医里又叫“卫阳”或“卫气”。这里的“卫”是卫兵、保卫的意思，也就是说，阳气好比人体的卫兵一样，负责抵御一切外邪，保卫人体的安全。任何一个人，只要阳气旺盛，就会百病不侵。

小暑养生也宜侧重于养阳才能顺应季节变化。人们在工作生活之时，要注意劳逸结合，保护人体的阳气。这个时候，宜坚持“少动多静”的原则，最好到大自然中去，步山径、抚松竹，还可以在环境清幽的室内读书习字、品茶吟诗、观景纳凉。运动最好选在早上和晚上，晨练不宜过早，以免影响睡眠。

小暑顾护心阳

小暑节天气炎热，人易心烦不安，疲倦乏力，在自我养护和锻炼时，应按五脏主时，夏季为心所主，而顾护心阳，平心静气，确保心脏功能的旺盛。

进入高温天气，由于心脏排血量下降，各脏器的供氧能力明显降低，有些“内心脆弱”者会发生心力衰竭，患者最初可表现为活动后气短，此后随着病情的加重，对活动的耐受力也越来越差。为了减少意外的发生，病人的行为和生活方式应进行一系列的调整和改变：饮食要低盐；控制水分的摄人；进食不可过饱；多食富含维生素、矿物质的食物，多吃蔬菜；适当运动；保证充足的睡眠。

夏不坐木

民间还有：“冬不坐石，夏不坐木”的说法。

小暑过后，气温高、湿度大。久置露天里的木料，如椅凳等，经过露打雨淋，含水分较多，表面看上去是干的，可是经太阳一晒，温度升高，便会向外散发潮气，在上面坐久了，可能诱发痔疮、风湿和关节炎等疾病。所以，一定要注意不能长时间坐在露天放置的木料上。

运动保健

夏日锻炼优选游泳

游泳可谓最适合盛夏的一种运动方式。

小暑时节游泳不仅可健身，而且可消暑。因为水的导热能力比空气大很多倍，游泳时水可帮助身体更快地散发热量，因此人会感到凉快、舒适。游泳可防治颈椎、腰椎疾病，能增强心肺功能，提高机体免疫力。游泳时由于水的浮力作用，身体的脊柱由原来的直立状态可以变为水平状态，大大减轻了脊柱的负担，从而有效降低了颈、腰椎间盘内的压力。同时，水流对脊柱、肌肉和皮肤还可起到“按摩”作用，对防治颈椎、腰椎疾病有一定作用。游泳时不仅能增大呼吸肌的力量，而且能扩大胸部活动的幅度，增大肺的容量，从而增强肺功能。游泳时人体各器官都参与其中，血液循环也随之加快，以供给运动器官更多的营养物质。血液速度的加快，会增加心脏的负荷，使心跳频率加快，收缩强而有力。因此，长期游泳还可增强心肌功能。

日常养生保健

失眠诱导功

天气炎热，到了夜里更是烦闷得睡不着，这时候不妨试试失眠诱导功。具体方法如下。

①端坐于椅子上，两脚分开与肩同宽，大腿与小腿呈90°角，躯干

伸直，全身放松，下颌向内微收。全身放松。两眼轻闭，静坐2~3分钟后，意念想头顶百会穴，大约1分钟，想肩井穴、膻中穴、中丹田穴、会阴穴，大腿内侧血海穴、阴陵泉穴，内髁下照海穴、五根脚趾、涌泉穴，想两涌泉穴正泡在水里，然后想外髁的申脉穴、悬钟穴、阳陵泉穴、风市穴、环跳穴、会阴穴、命门穴、中丹田穴、血海穴、阴陵泉穴、三阴交穴、涌泉穴；两涌泉泡在水里，以上为一遍。最严重的失眠，三遍也可完全入睡。

②卧式，仰卧与侧卧均可，以舒适为度，意念穴位与坐式同，每个穴位想1分钟，不要太快，病情重者，也可由家属坐在病人床边，小声念上述各穴位，念到何处病人应想到何处，声音逐渐放低，音调要平，不可忽高忽低，忽快忽慢。

虚寒体质，艾灸暖身

中医认为，夏天天气炎热、湿气重，人体的阳热之气在外，脾胃容易虚寒，身体容易出现外寒内热、上寒下热的情况。对于那些平时就脾胃虚寒的人来说，适当进行艾灸暖身是很好的。

脾胃虚寒的：容易出现倦怠乏力、胃口差、舌体边有齿痕，可以艾灸神阙、气海、脾俞、大椎、百会等穴位，以提振身体的阳气，健脾养胃。

免疫力差的：如果人体的卫气不足，免疫力就差，容易感冒、打喷嚏等，这时可以艾灸肺俞、脾俞、风门、百会、足三里、大椎等穴位，有助于提高身体的免疫力。

女性体质虚寒的：表现为手脚冰凉，月经不调，可以艾灸神阙、气海、关元等穴位。

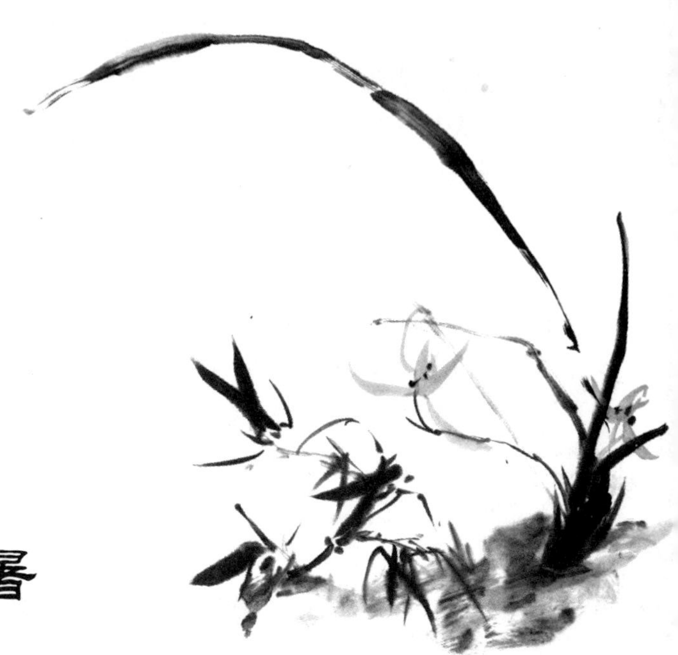

第十三章 夏季之大暑

大暑

（宋）曾几

赤日几时过，清风无处寻。
经书聊枕籍，瓜李漫浮沉。
兰若静复静，茅茨深又深。
炎蒸乃如许，那更惜分阴。

节气解说

大暑，在每年的7月22~24日，太阳到达黄经120°时。民谚说："冷在三九，热在中伏。"大暑节气正值三伏的"中伏"前后，是一年中最热的时间段，我国大部分地区通常为一年最热时期，也是喜湿作物生长速度最快的时期。天阳下济，地热上蒸，天地之气上下交合，各种植物大都开花结果了，展示了自然界万物繁荣绮丽的景象。

在浙江台州，流行着大暑这天送大暑船的习俗。大暑船完全按照旧时的三桅帆船缩小比例后建造而成，船内提前放入各种祭品。大暑那天，由50多个渔民轮流抬着大暑船在街道上游行，同时鼓号喧天，鞭炮齐鸣，人们站在街边祈福。大暑船在渔民的"护送"下，被送至码头，然后被拉出渔港，放入大海中并点燃，任其沉浮。人们通过这一活动以祈求五谷丰登、生活安康。

俗话说："大暑大暑，有米不愿回家煮。"大暑时人经常会感到酷热难耐，潮湿闷热的天气极易引起中暑。因此，此节气防暑降温是养生重点。

中医理论认为，夏天暑气大，在天为热，在地为火，在人主心，暑气伤人先伤于心，并有"中暑者，中气虚而受于暑也"的说法。暑湿之气乘虚侵袭人体，使人心气亏耗，导致中暑的发生。大暑时应注意室内降温，避免在烈日下曝晒，注意劳逸结合以防中暑的发生。

饮食保健

藿香薄荷，解暑有一手

进入伏天后，天气更加闷热了，很易中暑，表现为四肢无力，汗出、恶心，严重者甚至晕厥。

如果你平时爱养植物，会发现有些植物是能解暑的。比如鲜藿香叶能芳香化浊、祛暑解表；薄荷能疏散风热、舒肝泻热。可以用它们煮汤或粥，解暑效果好。需要注意的是，芳香植物含挥发油，不宜久煎，做汤或粥时，只要在汤或粥快好时加入，再煮 5 分钟就可以了。

喝绿豆汤解暑有学问

炎炎夏日，很多主妇都会选择给家人煮一些绿豆汤，清热解暑，堪称夏季养生佳品。但绿豆汤怎么煮解暑效果更好呢？不妨看看中医怎么说。

中医认为，绿豆皮的清热效果好，而皮里面的部分解毒的效果好。夏季为了清热解暑，只需要将绿豆加清水后煮沸 10 分即可，一碗清澈碧绿的绿豆汤，是清热解暑、除烦止渴的最佳选择。如果因为上火，长了疖肿、痘痘等，就要利用绿豆的解毒功能，这时做绿豆汤，要将豆子煮到开花，煮出豆沙，绿豆汤颜色发红时才好。

但要注意，虽然绿豆能清热解毒，但脾胃虚弱、体质虚寒的人是不适合大量食用的。如果想喝点绿豆汤解暑，不妨将其同粳米或小米一起煮，可削弱绿豆的寒性，还能增强养护脾胃的作用。

节气好食：清热解暑食疗方

苦瓜降火茶

材料

绿茶 50 克，苦瓜 100 克。

做法

1. 苦瓜洗净，去子，切成小条，放干燥通风处阴干，切碎。

2. 苦瓜碎和绿茶混匀，放入罐子里，每次取 6 克，用沸水冲泡后饮用。

功效

这道茶在家就可以做，能清热祛火、解暑。但应注意，苦瓜性质苦寒，平时身体虚弱者不宜多吃，从季节上说，夏季的苦瓜最应季，最适合夏天吃，其他季节尽量少吃。

荷叶二皮茶

材料

荷叶 5 克，丝瓜皮、西瓜皮各 15 克，冰糖适量。

做法

1. 锅中加入适量清水，烧开后下入丝瓜皮、西瓜皮和荷叶，大火煮 15 分钟。

2. 加入适量冰糖至溶化，滤出茶水，放温饮用。

功效

这道茶饮制作简单，丝瓜皮和西瓜皮有清热利尿的作用，搭配荷叶作用更强，且此茶气味清香，夏季饮用能清热泻火、解毒解暑。

薄荷蔬果沙拉

材料

生菜 1 棵，雪梨 1 个，樱桃小番茄 10 个，新鲜薄荷叶 20 克，原味低脂酸奶 100 克，盐和胡椒碎少许。

做法

1. 先把薄荷叶切碎，与酸奶、盐、胡椒一同拌匀做成薄荷酸奶酱汁。

2. 将生菜切丝，皇冠梨去皮切丝，樱桃小番茄对半切开后一起放入盆内。

3. 淋上做法 1 的薄荷酸奶酱汁即可。

功效

这道沙拉营养丰富，口味清新，几种蔬果搭配，具有清热凉血、养阴生津、解暑等功效，不妨自己试一试。

绿豆南瓜汤

材料

绿豆 50 克，南瓜 250 克，薏米、山药片各 30 克，盐适量。

做法

1. 绿豆清洗干净；南瓜清洗干净，去子，切成块备用。

2. 锅中加适量清水，大火烧开后下入绿豆和薏米，先煮开，大火再煮沸 3 分钟，转小火，下入南瓜块、山药片，再煮约 30 分钟至绿豆开花，加少许盐调味即成。

功效

绿豆能解暑、利尿；南瓜能补中益气、滋阴；再搭配健脾利湿的薏米、山药，能清暑气、排湿毒，是清解暑湿的一道好汤。

起居保健

进入“三伏”天，宜伏不宜动

进入三伏天之后，人们最直观的感受应该就是潮湿、闷热。

三伏天一般在小暑与处暑两个节气之间。三伏天里，对人体来说，有腠理疏松、气血流通快的特点。在高温且通风效果不好的环境下，人体最容易受到暑邪侵袭，出现中暑的不适表现；如果因为工作等原因，需要不断在高温环境和低温空调场所来回走动，人体来不及调节，更容易患上暑湿感冒。

所以，在三伏天里，应该减少活动，尽量在温度稳定的环境里工作和生活。如果从室外回到室内，不要急着喝冷饮料来降温，或者用冷水洗脸，也不要对着空调直吹，应该让身体先慢慢适应室内的温度，自然调节，以避免身体损伤。

晒晒衣被，赶走病菌

大暑节气是夏季最后一个节气了，此时仍旧天气炎热。这时候太阳的紫外线照射强烈，正是晒衣晒被的好时候。

阳光的曝晒，能杀灭衣服和被子中的细菌和尘螨，还能祛除潮湿。晒过的被子更加松软，冬季盖起来会更暖和。每天的 11~14 点是太阳最充足的时候，推荐这个时间段晾晒。棉被可以拿掉被罩直接晾晒，而羽绒被和羊毛被不适合太阳晒，可以放在干燥通风处晾一下，时间以 1 小时为宜。

尽量在家中阳台上晾晒衣服和被褥，或者在小区管理人员指定的地方晾晒，而不要在公共场所晾晒，以免影响其他居民的活动或生活。

空调凉爽，不宜多吹

夏季气温高，衣着单薄，长时间待在低温环境里，冷感觉传至体温调节中枢，指令皮肤血管收缩，汗腺停止分泌，以减少散热，保持体温；冷感觉使交感神经兴奋，导致腹腔内血管收缩，胃肠运动减弱。寒冷刺激女性躯体，还可影响卵巢功能，使排卵发生障碍，月经失调。症状表现为疲倦、皮肤干燥、手足麻木、头痛咽痛、神经痛、胃肠道不适。女性还会出现月经提前或延迟、经量稀少、经期缩短等月经失调症状。所以，夏季的空调房内温度应控制在 26~28℃，室内外温差不宜超过 8~10℃。久待空调房间，应定时通风换气，禁止在空调房抽烟。长期生活与工作在空调房间的人，每天至少要到户外活动 3~4 小时，年老体弱、高血压、心脏病患者最好不要久留空调房，因为低温可以使血管收缩，加重心血管系统的负担。

运动保健

执杖行走锻炼法

现在，经常可以看到一些人在快步走时双手拿着手杖，这就是执杖行走，也称作越野行走。利用这种方法来锻炼，不用跑步，却可以达到慢跑健身的效果。

执杖行走是一种户外的有氧运动项目，它起源于芬兰。这项运动比游泳、打球等简单，容易掌握，且全身 90% 的肌肉可以参与到运动中来，是一项全身性的运动，具有减肥，预防和改善“三高”，改善腰肌劳损等作用。而且，使用手杖后，腰部和腿部的行走压力降低，对下肢关节有保护作用，可以延缓关节软骨的衰老。

腰椎有病，谨慎运动

据统计，我国腰椎病的患者人数已经突破了 2 亿，其中最多的就是腰椎间盘突出症。这类人应该注意自己的运动方式，剧烈刺激的运动并不适合你们。

建议腰不好的人多做以拉伸训练和平衡练习为主的运动，比如瑜伽、慢跑、游泳等，这些运动可以促进腰部的血液循环，改善劳损。

有人会说，腰不好，那我就坐着。实际情况是，久坐时，重量都在腰部，会加重腰部病变。所以，适当运动对腰椎病患者是非常必要的。

日常养生保健

大暑养心降火巧按摩

中医认为，夏季五行属火，与五脏中的心相对应。夏季天气热，人的心火容易旺盛，出现口苦、心烦、失眠、血压升高等表现。这个时候，可以试试按摩几个穴位来清解暑热、降心火。

劳宫穴：手厥阴心包经的穴位。位于手掌心，第 2、3 掌骨之间。它是心包经的荥穴，具有清热泻火、宁心安神的作用，也是中暑的急救穴位之一。

膻中穴：是任脉的穴位，位于两乳头连线中点。能除心烦、止心悸，是夏季清心火的要穴之一。

内关穴：手厥阴心包经的穴位。位于前臂掌侧，腕横纹直上 2 寸，掌长肌腱与桡侧腕屈肌腱之间。具有宣通三焦、醒脑开窍、行气止痛的功效，能除去胸中烦热、宁心安神，能预防心血管疾病的发生。

按摩方法为每天早晚各按摩一次，每个穴位 5~10 分钟。

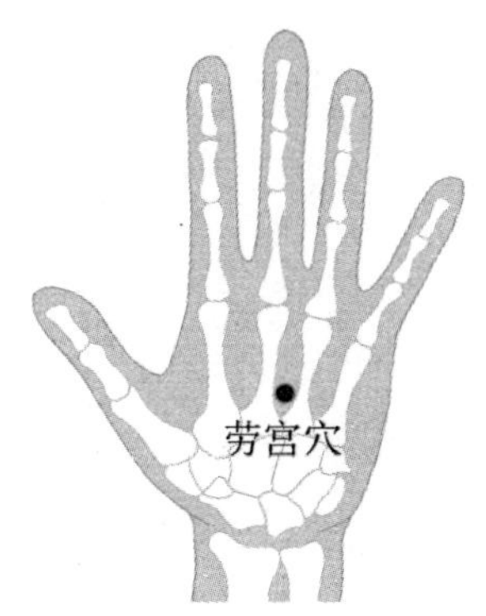

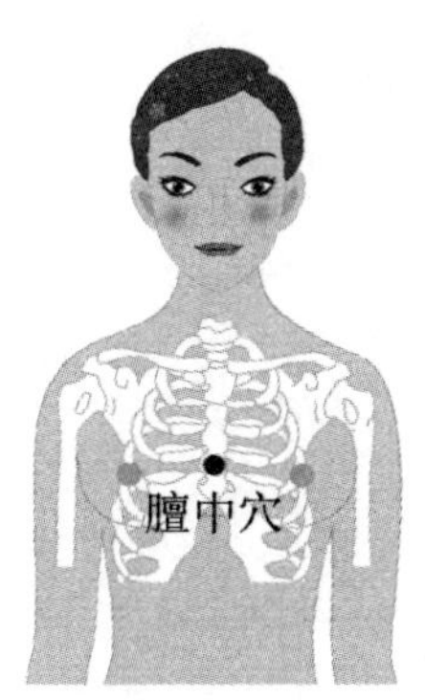

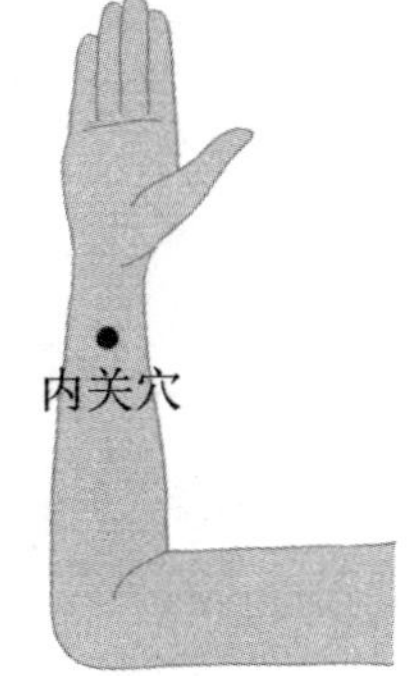

劳宫穴、膻中穴、内关穴示意图

艾灸除湿气

夏季天气炎热，湿气重，加上很多人有喜欢吃冷饮等不良习惯，人们体内的湿气往往有些重，如果出现吃凉的食物腹泻、夏季容易感冒、鼻炎、女性痛经，这时候推荐进行艾灸，可以温通气血、祛除寒湿。

艾灸时宜选择陈年的艾草，一般 3~5 年的最合适。艾草燃烧时味道比较刺鼻，建议打开窗户通气，身体裸露的部位要盖上薄毯子防风保暖。一般艾灸以 5~7 天为一个疗程，结束后休息两三天。艾灸后会觉得口干，应该喝一杯温水。

艾灸时，每个穴位可以灸 10～15 分钟，注意不要灼伤，可以隔着姜片灸，温通的效果更好。

夏季艾灸推荐的穴位有大椎穴、足三里穴、神阙穴（肚脐）等。

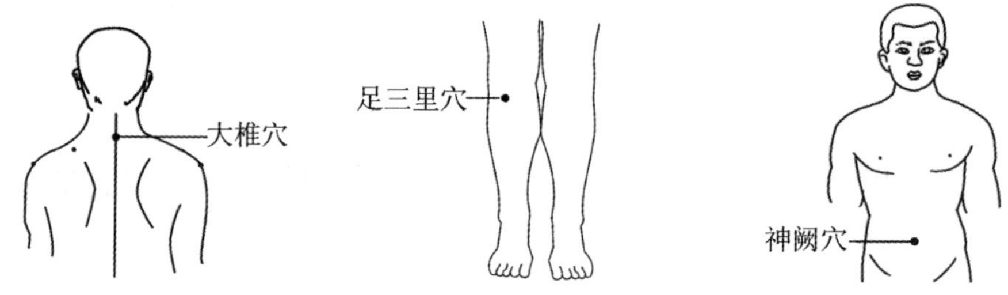

大椎穴、足三里穴、神阙穴示意图

第十四章 秋季之立秋

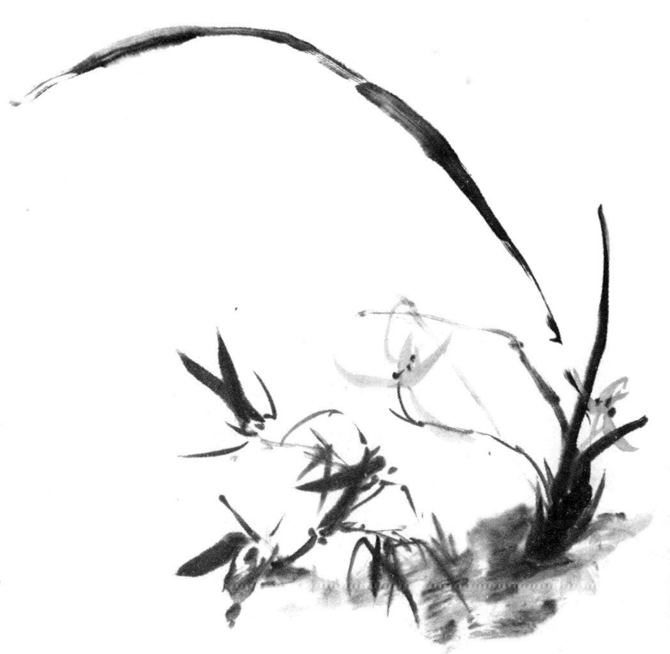

立秋

（宋）刘翰

乳鸦啼散玉屏空，一枕新凉一扇风。
睡起秋色无觅处，满阶梧桐月明中。

节气解说

立秋是秋季的第1个节气，通常在公历8月8日左右。立秋表示从这一天开始将进入秋天，天气开始慢慢转凉，早晚、中午开始出现温差。在立秋时节，不仅要清热生津应对余热未消的“秋老虎”，还要增强体质，预防普通感冒和病毒性感冒的侵袭。

虽然立秋时早晚天气逐渐变凉，但白天往往盛夏余热未消，秋阳肆虐，很多地区仍处于炎热之中，故素有“秋老虎”之称。在南方地区，由于台风雨季渐去，气温更加酷热，所以从立秋起到秋分的这段日子被称为“长夏”。

立秋之前是难熬的苦夏，人在夏天时本来就没什么胃口，饮食清淡简单，两三个月下来体重或多或少会减轻，人也有可能变瘦。轻了瘦了当然需要“补”回来，再加上秋风一起，胃口开始变好，就会想吃点好的，增加营养，补充夏天的损失，而办法就是“贴秋膘”，即吃味厚的美食佳肴，此时当然首选吃肉，“以肉贴膘”。

在一些地方流行立秋这天“咬秋”，就是在立秋这天吃西瓜，寓意炎炎夏日酷热难熬，适逢立秋，要将其咬住，这样就不会生秋痱子了。

立秋之后，雨水减少，气候渐燥，燥气易伤肠津而易导致便秘，因此从立秋开始每天要多喝水，同时多吃白萝卜、莴笋、油菜、菠菜、茭白、苹果、香蕉等润肠通便的蔬菜和水果。

饮食保健

滋阴润燥，饮食养肺

中医所说的肺和西医不同，不是单一指肺这个器官，它更多的是指一个功能系统。肺主呼吸，主一身之气，即吸进氧气，呼出废气。肺气运行正常，全身气的运行才会正常。肺还能将进入体内的营养物质，例如脾胃吸收的营养物质，包括肺自身吸入的氧气运送到全身，也就是供给全身的营养。肺还管理一身水液的运行，肺的功能不止常，就会出现水肿的病症。肺还具有排毒功能，中医认为，肺和大肠相表里，并管理皮肤，排便、排汗是人体排出毒素的过程，肺脏的功能正常，人体排毒才能顺畅。

在四季之中，秋天对应的是肺脏，位于胸腔，位置最高，覆盖于五脏六腑之上。肺为娇脏，在外喜欢清新的空气，在内喜欢洁净，所以污浊的空气对肺的损伤最大。肺脏还喜欢温暖和湿润，而秋冬天的空气寒冷而干燥，对肺脏的损伤很大。所以，秋天到了，养肺很重要，而养肺的重点，就是滋阴润燥，食物宜清润、少辛增酸，滋补宜甘凉、防燥养阴。应多吃一些性质温润、含水量高的食物，如白萝卜、百合、银耳、莲藕、梨、白菜、蜂蜜、荸荠等，中药中的贝母、玉竹、麦冬、白果等，也具有养肺的效果，可以适当选用。

百合银耳，润肺佳品

百合

百合是百合科百合属植物百合的肉质鳞茎，因鳞片多，且片片抱在一起，故而得名。百合的品种很多，我国就有 60 多个品种。新鲜百合含有蛋白质、糖类、脂肪及钙、磷、铁、B 族维生素及维生素 C 等多种营养成分。百合中富含维生素，能促进皮肤的新陈代谢，常吃有美容效果。百合含有黏液质，对保护呼吸系统有好处；还能增强单核细胞系统的吞噬能力，提高人体的体液免疫功能，增强免疫力，从而避免呼吸道的外感问题。

中医理论认为，百合味甘、性微寒，归肺、心经，具有润肺止咳、补中益气、宁心安神等保健功效，适用于肺阴虚、肺气不足所致的慢性咳嗽、肺痨久咳、痰中带血、烦躁口渴、失眠多梦等。百合用于咳嗽的食疗时，应该注意区别温燥和凉燥，百合适用于温燥，表现为干咳无痰、咽喉干痒、口干鼻干等。

银耳

银耳又叫白木耳、雪耳，它柔软洁白，呈半透明状，有弹性。银耳的营养丰富，被称为“菌类之冠”，它含有的膳食纤维可以促进肠道的蠕动，加速体内毒素的排出，起到清洁内环境的作用；酸性多糖能增强人体免疫力，提高抗病能力，减少外感等呼吸系统疾病的发生，还能预防癌症。银耳中还富含天然胶质物质，具有滋阴的作用，经常吃能改善皮肤状态，改善黄褐斑、雀斑等皮肤问题。

银耳味甘、性平，归肺、胃、肾经，具有滋阴润燥、养阴生津的功效，阴虚火旺体质者，老年慢性支气管炎、免疫力力低下、肺燥干咳、阴虚便秘者都可以适当食用。

节气好食：润肺食谱之百合、银耳

百合雪梨萝卜粥

材料

百合 20 克，雪梨 1 个，白萝卜 20 克，粳米 100 克，冰糖适量。

做法

1. 雪梨、白萝卜去皮切成小丁，百合洗净掰开。

2. 锅中放清水，煮沸后加入粳米、百合、雪梨片和白萝卜片，烧开后转中小火慢慢熬粥，至粥熟后加入适量冰糖调味即成。

功效

这道粥能够清肺热、润燥化痰、滋阴，适合秋季干燥，出现口唇干燥、咽干、咽痒等表现时吃，尤其适合老人和儿童。

百合甘草汤

材料

干百合 10 克，甘草 6 克，胖大海 2 个。

做法

1. 将上述三种材料冲洗干净。

2. 锅中加入适量清水，下入药材，烧开后转小火续煮 10~15 分钟，关火后滤除汤汁饮用。

功效

这道汤中，百合、甘草、胖大海合用，能润肺止咳、清咽利喉。雾霾的日子里，不妨喝喝这道汤，对保护呼吸系统，改善呼吸系统不适有帮助。

银耳糖冬瓜

材料

糖冬瓜 100 克，干银耳 25 克，红枣 10 枚，生姜 2 片，冰糖适量。

做法

1. 银耳洗净泡发，择成小朵。

2. 锅中放入适量清水，放入银耳，先大火煮 10 分钟，再加入气郁材料，煮沸后转小火熬煮 20 分钟即成。

功效

糖冬瓜银耳中，银耳能润肺化痰、养阴润燥，加上糖冬瓜和红枣，增加滋阴养血、利水渗湿的作用，且滋味甜美，是一道不错的滋补甜品。

银耳杂粮粥

材料

银耳 2 大朵，莲子 20 克，枸杞子 10 粒，八宝米（有大米、小米、糙米、玉米碴、花生、黄豆等）60 克，冰糖适量。

做法

1. 银耳泡发洗净、撕成小朵；杂粮淘洗干净，用净水泡半小时以上。

2. 砂锅洗净，加足量水，放入银耳，熬至胶质出来后，放入杂粮，继续熬煮1小时左右，食材软烂，关火，加入冰糖和枸杞子，搅拌均匀即可。

功效

不要小看了杂粮，杂粮的B族维生素含量很高，搭配银耳，对改善秋季容易出现的皮肤干燥、便秘等症状很有帮助。

起居保健

早睡早起，心神安宁

《黄帝内经》说：秋三月，要早卧早起，与鸡俱兴（与鸡一起作息），使志安宁，收敛神气。这是说，秋季养生应顺应自然界昼短夜长的规律，早睡早起，劳逸结合，保证充足的睡眠，以养肾、护阳气。这样才能心神安宁、保持身体健康。

早晚温差渐大，注意预防感冒

立秋之后，可以明显感觉到昼夜温差逐渐增大，白天炙热的天气到了晚上就会开始变得清凉起来。早晚温差过大容易引起频发感冒等。提醒大家在衣着和居家休息方面，应该更注意防止夜间及清晨着凉。一些人习惯于在家赤膊睡觉，再加上空调温度设定太低，夜晚睡眠时寒气侵体，导致体质下降，诱发感冒、头痛、肩颈疼痛等疾病。需提醒广大读者的是，在居家环境中不宜24小时空调全开，尤其是夜间，应尽量少用空调。可趁早晚清凉时开窗户通风，流通空气，保持室内空气新鲜。

运动保健

钓鱼的乐趣

秋季天气逐渐凉爽了，非常适合钓鱼。有人觉得钓鱼者坐在湖边一动不动，算不上一项运动，其实并不是这样。钓鱼是一个动静结合的运动过程，钓鱼者一般要早早起床，可以选择骑自行车等方式到湖边，相当于早早起来就开始锻炼了。选择钓鱼地点既需要动脑筋也要积极跑动。一般湖边的空气清新，景色优美，可以荡涤身心。

钓鱼也是一个修身养性的过程。会钓鱼的人其意不在鱼，而在于兴。很多时候，钓不钓得到鱼并不是那么重要，钓鱼者就是要体会这份雅趣和情怀。

进入秋季，早晚稍微凉一些，可以选择中午和中午前后钓鱼，注意要找阴凉的位置，避免天气过热引起中暑。

日常养生保健

吐纳健身法

进入秋季，是开展各种运动锻炼的大好时机，每个人可根据自己的具体情况选择不同的锻炼项目，这里给大家介绍一种秋季养生功——《道藏·玉轴经》所载的“秋季吐纳健身法”。

具体的做法为：清晨洗漱后，在室内闭目静坐，先叩齿 36 次，再用舌在口中搅动，待口里液满，漱练几遍，分 3 次咽下，并以意念送至丹田，稍停片刻，缓缓做腹式深呼吸。吸气时，舌舔上腭，用鼻吸气，以意念送至丹田。再将气慢慢从口中呼出，呼气时要默念哂（shen，三声）字，但不要出声。如此反复 30 次。立秋时节坚持此功，可以保肺健身。

鱼际少商穴，按揉去肺火

秋季天气渐渐变得干燥，容易上火，尤其是肺火旺会出现咽干、咽痒、干咳等表现，除了通过喝茶祛火，按摩手掌上的穴位也是可以达到祛肺火的功效。这里推荐两个穴位，鱼际穴和少商穴。

少商穴位于拇指指甲盖左下侧 0.1 厘米的地方；鱼际穴位于手掌骨中间，细心的人们可以发现，自己的手掌里侧偏白外侧偏红，鱼际穴就在这之中。

当人体的肺热现象很严重的时候，例如嗓子疼、肿，咳嗽，可用手指甲掐按这两个穴位，每次掐按 10 次左右，起到辅助的去肺火功效。

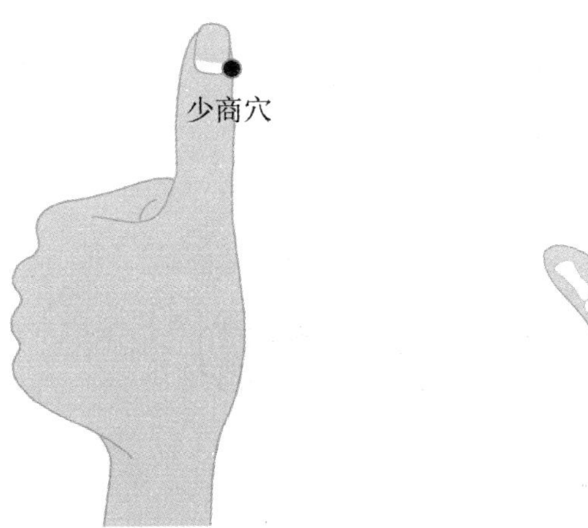

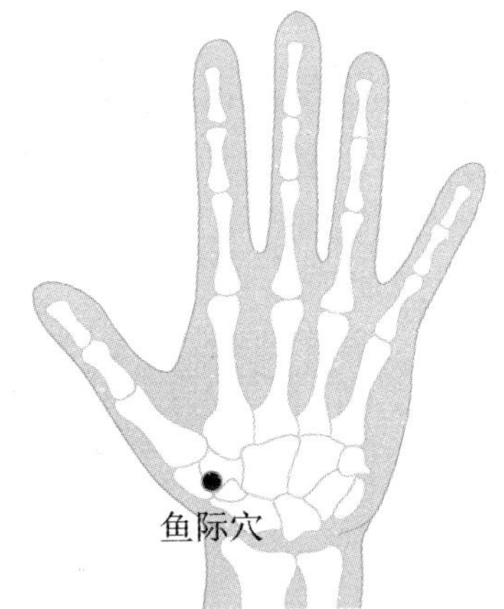

少商穴、鱼际穴示意图

第十五章 秋季之处暑

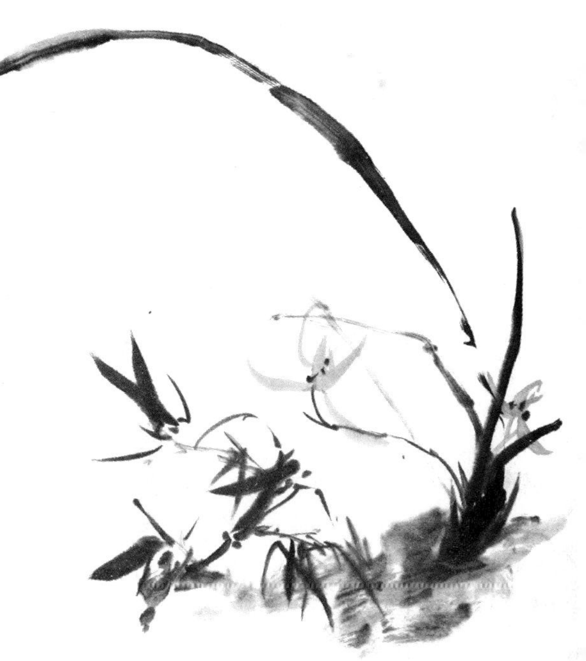

处暑后风雨

（宋）仇远

疾风驱急雨，残暑扫除空。
因识炎凉态，都来顷刻中。
纸窗嫌有隙，纨扇笑无功。
儿读秋声赋，令人忆醉翁。

节气解说

处暑是秋季的第2个节气，时间一般在每年的8月22~24日，太阳到达黄经150°时。处暑是反映气温变化的一个节气，表示炎热的暑天结束了。

《月令七十二候集解》说："处，去也，暑气至此而止矣。""处"是终止的意思，表示炎热即将过去，暑气将于这一天结束，此后，我国大部分地区气温逐渐下降。中国古代将处暑分为三候："一候鹰乃祭鸟；二候天地始肃；三候禾乃登。"此节气中老鹰开始大量捕猎鸟类；天地间万物开始凋谢；"禾乃登"的"禾"指的是黍、稷、稻、粱类农作物的总称，"登"是成熟的意思，意思是农作物成熟。

处暑之后，秋意渐浓，正是畅游郊野迎秋赏景的好时节。因此，在处暑前后，有的地方还会"出游迎秋"的活动。

处暑一到，北方的天气立刻凉爽不少，这期间的天气特点是白天热、早晚凉，昼夜温差大，降水少，空气湿度低。在这样的环境下，人容易出现口鼻干燥、咽干唇干的肺燥证。

处暑前后，鱼虾贝类发育成熟，肉质肥美，但海鲜类多性质寒凉，吃多了容易损伤脾胃，吃的时候宜适量搭配姜、蒜等热性食物。

这个时候，自然界的阳气渐收，应该顾护好阳气，空调、电扇尽量少吹，晚上不宜再开窗睡觉。

饮食保健

滋阴生津，首选西洋参

入秋之后，您是否会感到口干舌燥？是否会时常觉得困倦疲劳？是否晚上会心烦失眠？是否会出现口腔溃疡、咽喉肿痛、大便燥结等上火现象？如有某些现象出现，建议服用一些西洋参改善症状。

西洋参是一种清凉参，不同于其他的参类，它补而不燥，含有人体必需的16种微量元素、17种以上的氨基酸和多糖，可以补气养阴，清火生津，特别是对于津液不足、口干舌燥的人士具有很好的保健效果，长期服用可以提神醒脑、生津止渴、强身健体，是处暑时节日常保健的优选之品。

泡水法：西洋参片3克，用开水冲泡饮用，泡至无味后将西洋参片嚼服即可。冲泡过程中，可加入枸杞子、白菊、蜂蜜等。

煮粥法：薏米粉、山药粉、芡实粉各25克，先用温水调开，再加热煮熟，粥熟后，加入西洋参片3克，每日早餐服用。

莲子安神养心

入秋之后，天气日渐干燥，也会影响人的睡眠，容易出现失眠、多梦等表现，这时候可以吃一些莲子。古人素来仰慕莲之高洁，正所谓“可远观而不可亵玩焉”。不过相比人们对莲花的敬羡，莲子的形象可就要“亲民”得多了，它早就以食品和药品的双重身份走入了寻常百姓家。

莲子，性平，味甘、涩，入心、脾、肾经，具有补脾止泻、益肾涩清、养心安神等作用，常被用于心悸失眠、脾虚久泻、遗精带下等病证。李时珍的《本草纲目》中说莲子：“补中养神、益气力，久服轻身耐老，不饥延年，益心肾、固精气、强筋骨、补虚损、利耳目。”营养分析表明，莲子的主要成分是碳水化合物和蛋白质，还有丰富的维生素和矿物质等营养素，它含有的荷叶碱、金丝草苷等物质具有改善慢性神经衰弱、消化不良等功效。可见莲子绝对是水中一宝。

莲子的吃法也比较多，如同百合、银耳、大枣等一起煮粥或汤，也可以蒸熟碾碎后做馅料用，勤劳的你不妨动手做一做。

芡实平补脾胃

芡实又叫鸡头米，是一种水生植物的果实，在我国很多地方都有种植。

芡实味甘、性平，入脾、肾二经，能补脾止泻、祛湿、固肾涩精，是秋季常用的平补佳品。芡实常被用于缓解遗精、带下、大便溏泄、小便不禁等。用于食疗时，可以煲汤、炖鸡肉、炖鸭肉等。营养学研究表明，芡实中含有淀粉、蛋白质、脂肪、膳食纤维，还含有多种矿物质和维生素，具有滋补强壮、增加小肠吸收功能的作用。

芡实宜用小火炖煮至烂熟，细嚼慢咽，一次不要吃太多。芡实有收敛固涩的作用，所以平时二便不利、食积不化的人应少吃或不吃。

节气好食：芡实、莲子食疗方

银耳冬瓜莲子煲母鸡

材料

母鸡 1 只，冬瓜 400 克，银耳 30 克，莲子（去心）20 克，生姜 3 片，盐适量。

做法

1. 冬瓜去皮切块；鸡肉治净，切块；银耳浸泡，撕成朵；莲子洗净。

2. 把所有食材放入砂锅中，加足量水，大火煮沸后改用小火煲 1.5~2 小时，加少许盐调味即可。

功效

这道汤能滋阴补虚、利水安神，秋燥来袭的日子，不妨试一试。

三元汤

材料

莲子、红枣、龙眼肉各 30 克。

做法

1. 红枣洗净，去核，撕成小片。莲子、龙眼肉洗净。

2. 锅中加适量水，放入材料，大火煮开，转小火煮至熟烂即成。

功效

每日一剂，喝汤吃果肉。三元汤具有补气养血的作用，适合气血不足的人适当食用。

玉米芡实粥

材料

芡实 15 克，玉米粉 30 克，糯米 40 克，白糖适量。

做法

1. 将芡实、糯米洗净。

2. 加适量水煮至粥将成时，边加入玉米粉边搅拌，最后加白糖调味即可。佐餐食用。

功效

芡实性平，味甘、涩，具有固涩止汗的功效。玉米能调中和胃，而糯米有补中益气、健脾止泻的功效。三者搭配，具有暖脾胃、止虚汗的作用。

芡实粥

材料

芡实 20 克，粳米 100 克，盐适量。

做法

1. 粳米淘洗干净，芡实洗净。

2. 粳米与芡实一起放入锅中，加入适量水煮成粥，加盐调味即可。佐餐食用。

功效

中医认为，肾为先天之本，脾胃为后天之本，养胃要先健脾。而芡实性平，味甘，“补而不峻”“防燥不腻”，既能益肾，又能健脾，还能祛湿止带，是秋令平补首选的中药食材。

起居保健

睡眠充足解秋乏

处暑是暑气结束的时节，意味着暑气消退，秋天来临。处暑养生，防秋乏是重点。中医认为，秋主燥，燥热耗气伤阴。气虚导致四肢无力、神疲懒言；阴虚则可见咽干、口干、鼻子干。另外，处暑前后，中午气温仍然很高，暑湿较重，脾被湿困住，也容易感到疲乏。处暑前后，自然界的阳气由疏泄趋向收敛，人体内阴阳之气的盛衰也随之转换。此时生活应相应调整，尤其是睡眠要充足，才能缓解秋乏。具体来说，应该改掉夏季晚睡的习惯，每天早睡 1 小时。特别是老年人，应“遇有睡意则就枕”。夜里 23~1 点，中午 11~13 点，分别是子时、午时，老年人睡子午觉能降低心脑血管病的发病风险。

平时多抻懒腰也有解秋乏的效果。下午工作学习时间长了，抻个懒腰，马上就会觉得神清气爽、舒服自在。即使在不累的时候，有意识地抻几个懒腰，也会觉得轻松。这是因为，抻懒腰能适当增加对心、肺的挤压，促进心脏泵血，增加全身的供氧。大脑血流充足了，人自然感到清醒、舒适。

运动保健

运动也要选时机

秋季气温适宜，可选择的运动种类比较多。每天可以选择的运动时段也比较多，但应该注意以下几个时段是不适合运动的，以免引起健康问题。

别在睡觉前剧烈运动：有些人工作比较忙，会选择晚上时间运动，这时应该注意时间控制，别太晚了，一般睡前 3 个小时应该停止剧烈运动，免得因精神过于亢奋而影响睡眠。

别饭后立即运动：人进食以后，血液会流向胃肠道，帮助消化食物，这个时候如果进行剧烈运动，会引起低血压等不适，而且影响食物的消化吸收，时间久了会引起消化系统疾病。所以，饭后至少 1 小时再去运动比较好。

别在饮酒后运动：饮酒后，酒精进入血液系统，对人的心脑肝脏等器官的功能均有影响，如果这时候运动，会对以上器官造成伤害，引起健康问题。

另外，情绪低落、烦躁、愤怒时也不要做剧烈运动，以免加重身体负担，引起疾病。

日常养生保健

处暑七月中坐功

介绍一个七月中坐功，这一导引方法非常适合长期处于坐姿及伏案工作人员身体的姿态矫正与锻炼。因为伏案工作或学习时，两臂向前伸展。为保证两臂的活动性，身体的重心利用杠杆原理而前倾，脊柱始终处于负重状态，长期如此容易导致腰部疾患。最有效的锻炼其实就是做反向锻炼，两拳在身体背后敲击，自然会有两臂向后的伸展和两肩的外展，两肩胛骨在身后挤压，这本身就对颈肩部位有较好的调节作用。

根据《遵生八笺》对处暑养生导引方法的描述，处暑之时，应该每日凌晨 3~7 点时，正坐，身体向左右扭动并转头，同时双手一手以拳背部捶背，另一手握拳于前方振胸。各 5~7 次，然后牙齿叩动 36 次，调息吐纳，津液咽入丹田 9 次。可治：风湿留滞所致肩背胸痛，脊椎上臂疼痛，胁、腿、膝部经络至小腿脚踝及各处关节疼痛，胸闷咳、气短等疾病。

处暑导引术的动作在左右顾盼、脊柱侧伸犹如“两张弓”的状态下，同时配以拍打，对于脊柱及相关经络而言，就像弹动和拨响了绷紧的琴弦，从而达到震动及疏通气血的作用。

其原文如下：“运主太阴四气。时配足少阳胆相火。坐功：每日丑寅时，正坐，转头左右举引，就反两手捶背，各五七度，叩齿，吐纳，咽液。治病：风湿留滞，肩背痛，胸痛，脊膂痛，胁肋髀膝经络外至胫绝骨外踝前及诸节皆痛，少气咳嗽，喘渴上气，胸背脊膂积滞之疾。”

发声导引

具体方法：自然站立，双脚分开与肩同宽，双臂自然下垂，掌心朝内侧，指尖紧贴风市穴，拔顶，舌抵上腭，提肛，清除心中杂念。全身放松，静站 5 分钟，用腹式顺呼吸法，吸气时腹凸，呼气时腹凹，吸时尽量吸至气满，呼时尽量将气呼尽，呼气时口型发喝 (he) 音。可以预防及治疗各种肝病。

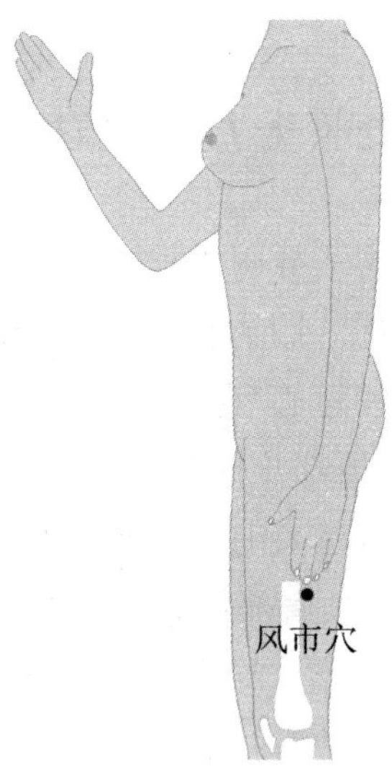

风市穴示意图

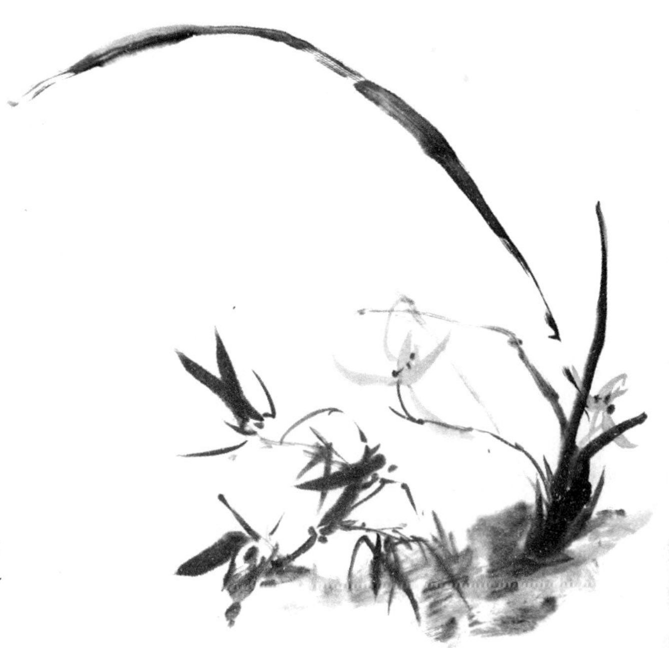

第十六章 秋季之白露

诗经·国风·秦风

蒹葭苍苍，白露为霜。
所谓伊人，在水一方。
溯洄从之，道阻且长。
溯游从之，宛在水中央。

节气解说

白露是二十四节气中的第 15 个节气，时间是每年 9 月 7~9 日，太阳到达黄经 165° 时。顾名思义，白露就是气温渐凉，夜来草木上可见到白色露水的意思。

《月令七十二候集解》中说："八月节……阴气渐重，露凝而白也。"白露是个典型的秋天节气，从这一天起，露水一天比一天凝重，因在地面或物体上形成白色的露珠而得名。《礼记·月令》篇记载这个节气的景象"盲风至，鸿雁来，玄鸟归，群鸟养羞"。是说这个节气鸿雁南飞避寒，百鸟开始贮存干果粮食以备过冬。可见白露实际上是天气转凉的象征。

白露时节，我国大部分地区炎热的夏季已经基本结束，各地天气大多秋高气爽、云淡风轻。而此时，谷物成熟，正是收获的好时节，有俗语说"白露白迷迷，秋分稻秀齐"，是说白露前后若有露水，晚稻就会有好收成。

白露养生，仍然要注意"秋燥"伤人，可以从饮食上加以注意，预防秋季高发病的发生。白露后，天气转凉，俗语说"处暑十八盆，白露勿露身"，这是说，在处暑节气，每天仍要用一盆水洗澡，而到了白露节气，不论男女，都不要再裸露身体了，不然的话很容易着凉，引起感冒、腹痛等健康问题。

饮食保健

大快朵颐有分寸

白露节气也是海鲜正肥、瓜果丰收的时候，很想大快朵颐一番吧？很多人觉得，既然秋冬宜进补，那么趁机多吃些海鲜、肉类等一定不错。这样吃是忽略了季节性的易发病，在此要提醒大家的是，在白露节气中要避免鼻腔疾病、哮喘病和支气管病的发生。特别是对于那些过敏体质者，在饮食调节上更要慎重。凡是因过敏引发支气管哮喘的病人，平时应少吃或不吃鱼虾海鲜、生冷、烧烤、腌菜、辛辣的食物，如海鱼、螃蟹、虾类、韭菜花、烤肉、咸菜、胡椒等，宜以清淡、易消化且富含维生素的食物为最佳。

而且高钠盐饮食能增加支气管的反应性；在很多地区，哮喘的发病率是与食盐的销售量成正比的，这说明哮喘病人不宜吃得过咸。

盐水蜂蜜水，秋季好饮品

如果早晨起来感觉口干咽干，可喝点淡盐水。中医有“朝朝盐水，晚晚蜜汤”的说法。早上喝淡盐水，洗肠又解毒，而且有少许消炎作用，可润肠胃通大便；晚上喝蜂蜜水有助于美容养颜，并可补充各种微量元素，很适合在处暑时饮用。蜂蜜最好选择采自无公害、无污染的专供养殖园，绿色有机蜂蜜的蜜源。可以直接用60℃的水冲服，也可搭配花草茶冲泡服用。

闲时喝杯白露茶

“蒹葭苍苍，白露为霜”，到了白露节气，秋意渐浓。“白露茶”就是白露节气采摘的茶叶。古人有“春茶苦，夏茶涩，要好喝，秋白露”的说法。茶树经过夏季的酷热，到了白露前后又会进入生长佳期。白露茶不像春茶那样娇嫩、不经泡，也不像夏茶那样干涩、味苦，而是有一股独特的甘醇味道，深受茶客喜爱。一般白露节气之前采摘的茶叶叫早秋茶，从白露之后到10月上旬采摘的茶叶叫晚秋茶。相比早秋茶，晚秋茶的味道更好一点。白露茶具有润肤、除燥、生津、润肺、清热、凉血的作用，十分有利于秋天的保健。

柚子白果正当时

白露时节的美食是柚子，多吃柚子可理气化痰、补血健脾。柚子不但营养价值高，而且还具有理气化痰、润肺清肠、补血健脾等功效，可用于食少、口淡、消化不良等症。柚子可降低血液黏度，预防血栓的形成，对心脑血管疾病有较好的预防作用。而且柚子所含的热量极低，对于想减肥、美容的女士，秋季不妨多吃一些。

白果，学名银杏，为银杏科落叶乔木银杏的干燥成熟种子。白果可润肺、定喘、涩精、止带，寒热证皆宜，多用于喘咳痰多、赤白带下、小便频数、遗尿等症。银杏中的黄铜苷、苦内酯对脑血栓、老年性痴呆、高血压、冠心病、动脉硬化、脑功能减退等病有一定的防治效果。但是白果有小毒，要注意控制用量。

节气好食：白露养生菜

柚子鸡

材料

柚子 1 个，整鸡 1 只，盐适量。

做法

1. 整鸡治净，柚子去皮留肉，放入鸡腹内。
2. 将整鸡放入气锅中，上锅蒸熟，出锅时加入盐调味即可。

功效

补肺益气，化痰止咳，适合秋季食用。

蜂蜜莲子百合粥

材料

莲子、百合各 30 克，粳米 50 克，蜂蜜适量。

做法

1. 莲子洗净，泡开。百合、粳米分别洗干净，与莲子一同放入锅内，加水适量，先用旺火烧开，再用小火熬煮，粥黏稠即可。

2. 待温后加入适量蜂蜜。

功效

处暑之时，秋燥会损伤人体肺阴，咳嗽多痰等不适也会随之而来。中医认为，百合具有养阴润肺、清心安神的保健功效，可搭配莲子服用，效果更佳。

白果鸡丁

材料

鸡胸肉 250 克，白果 15 克，鸡蛋清 2 个，植物油、高汤、白糖、绍酒、淀粉、味精、香油、盐、油、葱段各适量。

做法

1. 鸡肉洗净，切成 1 厘米见方的小丁，放在碗内加入鸡蛋清、盐、淀粉搅拌均匀。白果洗净。

2. 炒锅烧热，放植物油（量要多些），待油烧至六成热时，将鸡丁下锅滑散，放入白果继续翻炒，至熟后倒入漏勺内沥去油。

3. 再在锅内倒入少量植物油，将葱段煸香，随即烹入绍酒、高汤、盐、味精，把加工过的白果鸡丁倒入锅内翻炒，用湿淀粉勾薄芡，出锅前淋入香油，搅拌均匀起锅装盘即成。

功效

这道菜具有补气养血、平喘止带的功效，可作为老年性慢性支气管炎、肺源性心脏病、肺气肿及妇女带下证患者食疗保健用。

起居保健

添衣护脐防受寒

俗话说“白露秋分夜，一夜冷一夜”“白露身不露，着凉易泻肚”。

白露时天气已转凉，在着衣方面应注意避免受凉，宜换上长衣长袖类服装。尤其是腹部，更要注意保暖，否则脾胃易受寒而引起腹泻。

白露时昼夜温差较大，早晚应添加衣服，尤其是年老体弱之人，更应注意适时加衣。但添衣不能太多太快，应遵循“春捂秋冻”的原则，适当接受耐寒训练，可提高机体抵抗力，对未来安度冬季有益。初秋天气，早晚稍凉而白天仍旧很热，不着急添衣，可以避免多穿衣服产生的身热汗出、汗液蒸发、阴津伤耗、阳气外泄，顺应了秋天阴精内蓄、阳气内守的养生需要。

运动保健

耐寒锻炼早开始

“白露”是全年昼夜温差最大的一个节气，一般昼夜温差在10℃左右，要注重耐寒锻炼、预防感冒。太极拳、慢跑、登山、冷水浴、游泳，都是不错的运动选择。不要天气稍凉就躲到屋里不出来，早点参与锻炼，能提高身体素质，为适应即将到来的寒冬做准备。

经常跳绳强体质

跳绳是特别适宜秋冬季的大众健身运动，这个运动不但不要求特殊的器械、空间，而且也不需要太多技巧，是减肥人士可以尝试的好方法。特别对女性尤为适宜。从运动量来说，持续跳绳10分钟，与慢跑30分钟或跳健身舞20分钟相差无几，可谓耗时少、耗能大的健康运动。

一般来说，因为秋冬的天气更加凉爽，人体的感觉更加舒适，食欲也比较好，因此往往会吃下去更多的美味，如果再忽视运动，那么脂肪会很快堆积，身体也容易发胖，这时候建议每天跳绳，以避免发胖。

刚开始跳绳时，在原地连续跳 3 分钟，2～3 个月后可连续跳上 10 分钟；5～6 个月后每天可实现“系列跳”，如每次连跳 3 分钟，共 5 次，直到一次连续跳上 30 分钟。一次跳 30 分钟，就相当于慢跑 90 分钟的运动量，到时你一定会惊喜于跳绳带来的变化。

秋季可慢跑锻炼

白露时早晚天气变得凉爽，与闷热的夏季相比更适合运动。此时可选择慢跑、爬山、踢毽子、打太极拳等方式进行运动。其中慢跑被誉为“有氧代谢运动之王”，是深受大家喜爱的一项运动。慢跑对健康大有益处，首先它可有效改善心脏功能，增强血液循环，改善脑的血液供应和脑细胞的氧供应，减轻脑动脉硬化。其次，慢跑可刺激新陈代谢，增加机体能量消耗，有助于减肥。慢跑可分为原地跑、自由跑和定量跑 3 种形式。原地跑即原地不动进行慢跑，开始时每次可跑 50~100 步，循序渐进，逐渐增多，坚挣 4~6 个月之后，每次可增加至 500~800 步。自由跑是根据自己的情况随时改变跑的速度，不限距离和时间。与自由跑相反，定量跑有时间和距离限制，要在一定时间内跑完规定的距离。慢跑时步伐要轻松，双臂自然摆动，应注意放松全身肌肉，呼吸要深长，缓慢而有节奏，可两步一呼、两步一吸，也可三步一呼、三步一吸，宜用腹部深呼吸，吸气时鼓腹，呼气时收腹。每次慢跑时间以 20~30 分钟为宜。

日常养生保健

摩腹通便瘦肚子

秋季气候干燥，大便也会干结难解，有许多人甚至数日一解或用药物来维持大便通畅，结果造成习惯性便秘，使日后大便更加困难。按摩是一种简便易行的通便方法。

这种方法可在晚上睡觉前或清晨起床前进行，比较容易实现。

具体操作方法是身体仰卧，先将两手掌心摩擦至热，然后两手叠放在右腹下部，按顺时针方向围绕腹部旋转，共按摩 50～100 圈，这个方向正好与粪便在大肠中的运行方向一致，有助于大便的排出。这种方法也可以在坐便时应用。

而且，运用此法持之以恒还能起到瘦肚子的效果，爱美的女性不妨试试。

鼻部按摩，养肺防外感

秋季，早、晚温差大，容易感冒，大家可以进行穴位按摩，养肺润肺、增强机体免疫力，赶走燥邪、风邪。

按压迎香穴，用中指指腹沿鼻梁、鼻翼两侧上下按摩 60 次左右，然后，按摩鼻翼两侧迎香穴 20 次即可。还可按压刺激足三里穴，即按压小腿前外侧，每次按压 5~10 分钟，一天按压 2~3 次，可强身健体，提高机体免疫力，抵御风寒。

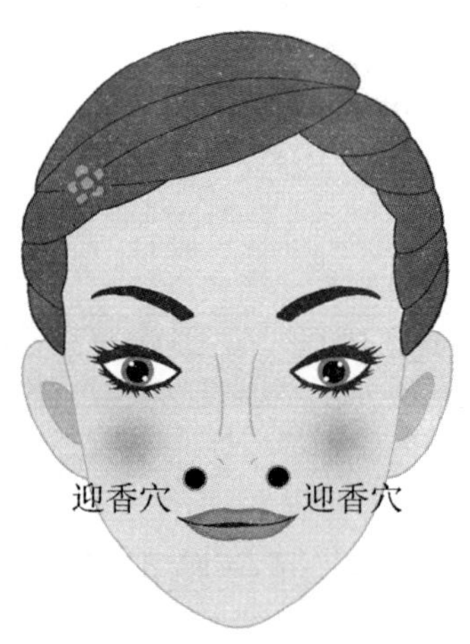

迎香穴示意图

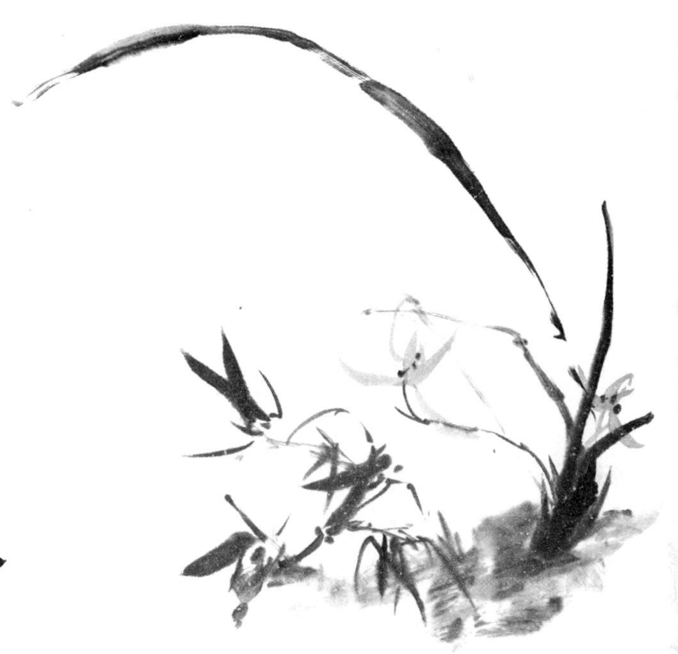

第十七章 秋季之秋分

点绛唇·金气秋分

（宋）谢逸

金气秋分，风清露冷秋期半。
凉蟾光满，桂子飘香远。
素练宽衣，仙仗明飞观。
霓裳乱，银桥人散，吹彻昭华管。

节气解说

秋分是秋季的第 4 个节气，时间一般为每年的 9 月 22 或 23 日，太阳到达黄经 180° 时。分即半，秋分是秋季 90 天的中分点。同春分一样，此时日阳光直射地球赤道，昼夜相等。此后，阳光直射位置更向南移，北半球白天逐渐变短，黑夜延长，气温降低。

秋分之后，阵阵秋风袭来，使气温逐渐下降。随着秋分节气的到来，北半球昼短夜长的现象将越来越明显，昼夜温差逐渐加大。一股股冷空气南下，与逐渐衰减的暖湿空气相遇，产生一次次的降雨，使得气温也一次次下降。“巴山夜雨涨秋池”，秋分之后南方很多地方常阴雨连绵，夜雨率也较高。

在古代，有秋分祭月的习俗，又称为“夕月”。夕即黄昏，月亮在黄昏时出现，在黄昏时祭月，所以叫“夕月”。《宋史》记载：“秋分之夜，昼夜平分，太阳当午而阴魂已生。遂行夕拜之祭。”因为日代表阳，月代表阴，秋分以后，阴气加重，世界归月神主宰。祭月其实是向月亮祈福。因为秋分前后正值中秋佳节，祭月后来就逐渐演变为中秋赏月。

对人体来说，同初秋时节的温燥证不同，秋分后容易出现凉燥证，表现为头痛身热、恶寒无汗、口唇干燥、干咳不止等。饮食调养方面，以滋阴润肺、养阴生津为主。还可以吃一些茯苓、芡实、山药等，以补益脾肾，巩固先天、后天之本，有利于冬季进一步进补。

饮食保健

饮食调理防秋燥

进入秋季后，天气明显干燥，人们很容易出现干燥上火的症状。中医理论认为，秋季对应五脏中的肺脏，而肺为娇脏，很容易受到燥邪的侵害，燥邪入里又容易化热。所以，秋季应注意养肺润燥，才能有效预防和缓解秋季上火。

预防秋燥，从饮食调理入手是非常必要的，推荐多吃有滋阴润燥效果的蔬果，如萝卜、银耳、莲藕、百合、梨、苹果等。秋燥易伤人体的津液，因此要注意多补充水分，可以选择白开水、淡茶、果汁、豆浆、牛奶等，一次不要喝太多，少量多次饮用效果最好。

润燥降火自制秋梨膏

秋梨膏是秋季润燥止咳的佳品，做法如下。雪梨 8 个、茯苓 30 克、川贝母 20 克、麦冬 20 克、去核红枣 30 克、冰糖 30 克、姜片 25 克、蜂蜜 200 克。雪梨去皮、核，榨汁；红枣切片。将除蜂蜜外的材料放入锅里，大火煮开后，小火煮 40 分钟；用网筛过滤去杂质；剩下的液体，放在火上，小火慢熬，直至黏稠，关火；放温后调入蜂蜜，装入消毒的瓶子里。平时可在冰箱里储藏，随吃随取。

节气好食：秋季润燥降火食谱

秋季容易肺燥，引发上火症状，下面介绍几款食谱，帮助缓解上火问题。

黄瓜梨汁

材料

黄瓜 2 根，雪梨 1 个，柠檬 1 片，蜂蜜 1 勺。

做法

1. 黄瓜和雪梨分别洗净，去皮，切成小块。

2. 将雪梨块和黄瓜块一起放入榨汁机，挤入柠檬汁，搅打均匀，调入蜂蜜即成。

功效

秋季天气干燥，容易出现津液损伤上火的症状，雪梨和黄瓜搭配蜂蜜，能滋阴降火，补充维生素，还能利尿，帮助体内毒素排出。

莲藕萝卜汁

材料

新鲜莲藕、白萝卜各 150 克。

做法

1. 新鲜莲藕和白萝卜分别洗净，去皮，切成小块。

2. 将材料放入榨汁机中，搅打成汁即成。含漱服用，每日可以喝 3~4 次，连用 2~3 天。

功效

这是一道养生蔬菜汁，富含维生素 C 及多种营养素，能够清热凉血、润燥泻火，秋季上火发生口腔溃疡、咽喉干痒等症状时可以选用。

百合银耳粥

材料

粳米 50 克，干百合（鲜品量加倍）、银耳各 15 克，冰糖适量。

做法

1. 银耳泡发后去掉根，撕成小朵；百合洗净，泡发；粳米洗净备用。

2. 锅中加适量清水，放入粳米、百合、银耳，大火烧开后转小火熬粥，粥将熟时加入冰糖调味即成。

功效

百合、银耳都是白色食物，能滋阴润肺，缓解肺燥，改善燥热引起的咳嗽、咽干、咽痒等症状。

水果燕麦粥

材料

燕麦片 6 0 克，牛奶 50 毫升，苹果、梨、香蕉各 30 克。

做法

1. 燕麦片在清水中泡软；苹果、梨、香蕉去皮切小块。

2. 将泡好的燕麦片倒进锅中，加适量清水后煮沸 2~3 分钟，倒入牛奶，再煮 2~3 分钟，最后加入切好的水果块，略煮即成。

功效

燕麦是一种低糖、高蛋白质、高脂肪、高热量食品，而且非常容易消化，搭配香蕉、苹果等水果煮粥，口味清甜，对改善心情、缓解气郁有帮助。

起居保健

早晚须添衣

俗话说“白露秋分夜，一夜冷一夜”，秋分时昼夜温差加大，早晚应注意添衣保暖。尤其是老年人，因身体的代谢功能下降，血液循环减慢，对天气变化非常敏感，天冷天热都容易引起疾病，更应适时增减衣服。

对于患有慢性胃炎的人来说，秋分时要特别注意胃部的保暖，除了应适时增添衣服外，夜晚睡觉时要注意盖好被子。

卧时宜头朝西

秋分时仍应遵守“早卧早起，与鸡俱兴”的养生原则。睡觉时头宜朝西方。

早在唐代的《备急千金要方》中就记载：“凡人卧，春夏向东，秋冬向西。”春夏属阳，卧时宜头朝东；秋冬属阴，卧时宜头朝西，以合“春夏养阳，秋冬养阴”的养生原则。睡觉时宜侧身屈膝而卧，可使精气不散。

古人说“卧如弓”是很有道理的。对于正常人来说，正确的睡眠姿势为一手曲肘放在枕前，一手自然放在大腿上，右侧卧，微曲双腿，全身放松。这样脊柱自然形成弓形，四肢容易自由变动，且全身肌肉可得到充分放松，胸部受压最小，而且不容易打鼾。

但对于患有心脏病、脑血栓、胃溃疡、肺气肿等疾病的人来说，睡觉时不宜采用此姿势。

运动保健

登高望远益身心

秋分时秋高气爽，很适合登山运动。登山有益于身心健康，可增强体质，提高肌肉的耐受力和神经系统的灵敏性。经常登山可以增强下肢力量，提高关节灵活性，促进下肢静脉血液回流，预防静脉曲张、骨质疏松及肌肉萎缩等疾病，而且能有效刺激下肢的经脉及脚底穴位，使经络通畅。在登山过程中，人的心跳和血液循环加快，肺通气量、肺活量明显增加，内脏器官和身体其他部位的功能可得到很好的锻炼。此外，山林地带空气清新，大气中的浮尘与污染物比平地少，负氧离子含量高，在这样的环境中锻炼对身心健康大有益处。

日常养生保健

防治秋季咳嗽，喝糖浆要谨慎

秋季天气干燥寒冷，容易感染呼吸道疾病，秋季也是老年性慢性支气管炎高发的时段。这些疾病都会表现为咳嗽、咳痰等症状，持续不断的咳嗽会令人十分烦恼，所以，很多人会在家中备一瓶止咳糖浆，它的口味甘甜，服用起来容易接受，尤其对于老人和儿童来说，是不错的家庭常备药。但应该注意的是，咳嗽糖浆不是糖水，也不能随便喝，一定要先辨证，再选用。另外，有些止咳糖浆长期服用可能成瘾，对身体健康不利。那么，要如何选题止咳糖浆呢?

先要辨清寒、热、燥

中医认为，咳嗽也有寒、热之分。热证咳嗽咳嗽声重，有痰多为黄痰、黏痰，会有咽喉肿痛、发热等伴随症状。对热证咳嗽，治疗要点是清热止咳化痰，可以选用急支糖浆。寒性咳嗽表现为咳嗽、咳痰清稀，痰的颜色白有泡沫，多伴有怕冷、流鼻涕等表现，这时候要注意解表散寒，可选用止咳冲剂。

秋季天气干燥，还有一种咳嗽叫燥咳，表现为咽干咽痒、干咳少痰，这时候需要以润燥止咳为主，可以选择川贝枇杷露等。

及时就医莫拖延

可能有些人觉得咳嗽是小问题，不用去医院，于是自己服用止咳药水或者镇咳药物，这样做并不可取。如果咳嗽症状很久都不好转，并有逐渐加重的趋势，一定要及时去医院做检查，以免耽误病情。

喝糖浆后不要立即喝水

止咳糖浆一般质地黏稠，喝完后会觉得黏糊糊的东西粘在嗓子里，所以很多人习惯立刻喝一杯清水，将糖浆冲下去，这样做也不科学。喝止咳糖浆时，应该将糖浆在咽部含一会，让糖浆接触咽部的黏膜表面，这样药物能作用在病灶的局部，改善咳嗽、咽痒等症状，如果直接喝清水冲掉，糖浆的效果也会大打折扣。

喝糖浆也要控制药量

在很多人的印象里，止咳糖浆和糖水差不多，咳嗽狠了就喝一口，一天要喝很多次。如果我们仔细看一下止咳糖浆的说明书，会发现有些糖浆中含有盐酸麻黄素、苯巴比妥等成分，如果服用过多，会出现心率加快、头痛、恶心呕吐等不良反应。所以，服用止咳糖浆也要严格按照医嘱或药品说明书规定的剂量，不能想喝就喝。

糖浆也要注意保质期

一瓶止咳糖浆打开后，往往一次患病喝不完，要将瓶盖拧紧，放在阴凉干燥的地方保存。开启后的止咳糖浆，一般可保存 1~3 个月，如果出现絮状物、沉淀物、气泡或浑浊等表现，就不能再喝了。

祛病延年“食玉泉”

我国古人将唾液称为“甘露”“玉泉”“金津玉液”“天河水”等，认为其具有重要的养生价值。

中医学认为，唾液有润五官、悦肌肤、固牙齿、强筋骨、通气血、延寿命的功效。古代养生学家陶弘景也认为：“食玉泉者，能使人延年，除百病。”“食玉泉”法传说为西汉道人蒯京所创，具体做法是：清晨起床后，起身端坐，或仰卧，或站立，先凝神屏息片刻，轻轻吐气三口，再闭气咬牙，口内如含食物，用两腮和舌做漱口动作 30 次，漱口时口内将生唾液，待唾液满口时，用意念分 3 次将唾液送入丹田。如此 3 次，称为“三度九咽”，名为“食玉泉”。

初练时可能唾液不多，久练后便会自增。每天早晚各练 1 次。长期练习可使面部润泽、精力充沛、体格健壮。

第十八章 秋季之寒露

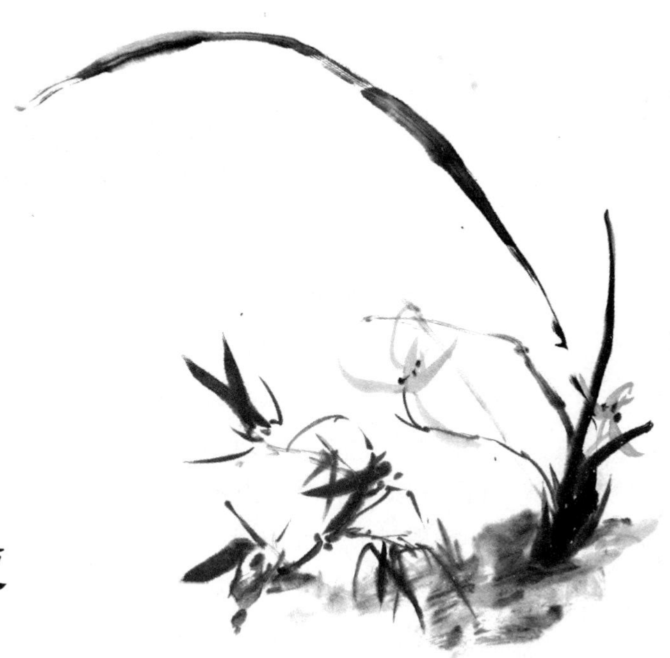

池上

（唐）白居易

袅袅凉风动，凄凄寒露零。
兰衰花始白，荷破叶犹青。
独立栖沙鹤，双飞照水萤。
若为寥落境，仍值酒初醒。

节气解说

寒露是秋季的第 5 个节气。每年 10 月 8 日或 9 日，太阳到达黄经 195° 时为寒露。《月令七十二候集解》说："九月节，露气寒冷，将凝结也。"寒露时的气温比白露节气更低，地面的露水更冷，快要凝结成霜了，因此得名。古代把露作为天气转凉变冷的象征，至晚秋寒露时已是"露气寒冷，将凝结为霜了"。

寒露时节，北方已呈深秋景象，白云红叶，偶见早霜，南方也秋意渐浓，蝉噤荷残。寒露前后恰逢九月九重阳节，有些地区有赏菊花、饮菊花酒的习俗。古书记载："九月九日，采菊花与伏苓、松脂，久服之，令人不老。"

在一些地方还流行寒露时节赏花吃蟹，如古诗中所云："九月团脐十月尖，持蟹饮酒菊花天。"

民间说"寒露不露脚"，是说防寒从脚开始，到了寒露节气，出门就不要再穿露脚趾的凉鞋和拖鞋了。秋季以后，很多人会有疲乏、不爱动的感觉，即我们常说的"秋乏"，这时，要通过增加运动、增加睡眠来改善疲惫的症状。土豆、西红柿、茄子、柑橘、柿子、葡萄和梨等食物能中和肌肉疲劳时产生的酸性物质，使人体尽快消除疲劳，感到秋乏时可以多吃这些食物。

饮食保健

如何吃秋梨

秋季出现咽干、口干、干咳等症状时，人们会选择吃生梨来滋阴润肺。但对某些人来说，吃了生梨后总是出现腹胀、腹痛、便溏、食欲减退等问题，这是为什么呢?

中医认为，梨性凉，味甘、酸，入肺、胃经，具有生津润燥、清热化痰的功效。因为梨的性质偏寒，如果你是阳虚体质，手脚容易发凉或长期腹泻，就不宜生吃梨，这样会伤害脾阳，进一步加重阳虚症状。

另外，女性生产后，体质多虚多瘀，也不宜生吃梨。这些人如果想吃梨，一定要隔水蒸熟了再吃，以减低其寒性。

如果用于治疗咳嗽症状，也可搭配川贝母一起蒸食。

最后，市场上梨的种类很多，止咳润肺一般选择鸭梨和雪梨。

正是吃蟹好时节

“金秋菊黄蟹正肥，持螯饮酒滋筋髓”，寒露前后，正是吃螃蟹的好时候。螃蟹含有丰富的蛋白质及微量元素，具有滋阴益气、补骨髓、充胃液等功效。寒露时节适量食用，对身体有益。需要注意的是，螃蟹性寒，吃螃蟹时宜搭配黄酒、生姜等温性暖身食物一起食用。

中医认为，螃蟹性寒，味咸，入肝、胃经。一般人群均可食用，尤其适合实火旺盛者。脾胃虚寒、大便溏薄、风寒感冒、皮肤病者不宜多吃，孕妇不宜食用。

吃螃蟹的时候配一点姜茶，能中和螃蟹的寒性，还能暖胃驱寒。还应该注意的是螃蟹不要和香瓜一起吃，容易导致腹泻。

节气好食：除痰湿，减赘肉食谱

薏米山楂粥

材料

粳米 50 克，薏米 30 克，绿豆 20 克，山楂 15 克。

做法

1. 粳米淘洗干净；薏米、绿豆提前浸泡 2~3 小时；山楂洗净，去核，对开成两半。

2. 锅中加适量清水，大火烧开，加入粳米和薏米、绿豆（浸泡的水不要扔掉），煮开后转小火熬粥。粥将成时加入山楂片，续煮 10 分钟即成。

功效

薏米善于利水渗湿，有助于人体排出多余的水液，促进减肥。绿豆能清热解毒。山楂能促进脂肪类食物消化，降低血脂，有减肥降脂的作用。

冬瓜红小豆汤

材料

冬瓜 300 克，红小豆 50 克，盐少许。

做法

1. 冬瓜去皮和子，洗净后切块，红小豆洗净。

2. 锅中加入适量水，下入红小豆，先煮沸 5 分钟后关火，闷 30 分钟。再开火，下入冬瓜，煮沸后转小火煮约 20 分钟至红小豆软烂，加少许盐调味即可。

功效

冬瓜热量较低，具有利尿之功效，能排出水分，减轻体重，搭配红小豆，可以利水渗湿，对痰湿、湿热体质者减肥有益。

起居保健

管理好情绪，疾病远离您

秋季，在精神调养上也应顺应季节特点，以“收”为要，做到“心境宁静”，这样才会减轻肃杀之气对人体的影响，才能适应秋天的特征。即要保持良好的心态，心态不好，可影响身心健康。临床上由于情志因素而引发各种疾病的情况时有发生，或患了新疾，或引发旧病。中年女性因情绪不佳、心态不稳经常引发的健康问题有黄褐斑、痤疮、乳腺小叶增生等，所以预防疾病的关键是心理健康，而心理健康的关键是心理调节。

室内通风防感冒

寒露节气时气温下降明显，随着气温下降和空气变得干燥，感冒病毒的致病力也开始增强，人很容易感冒。预防感冒的有效措施之一就是经常保持室内通风，每天通风时间应不少于 30 分钟。另外，还应坚持每天用冷水洗脸，这样可增加机体耐寒能力，提高人体免疫力，预防感冒。

注意脚部保暖

寒露是二十四节气中最早出现“寒”字的节气，标志着天气将向寒冷过渡。俗话说：“吃了寒露饭，单衣汉少见。”寒露过后，昼夜温差加大，人们早晚应添加衣物，特别要注意脚部保暖。民间有“寒露脚不露”的说法，意思是说寒露以后就不要再赤足穿凉鞋了，应注意脚部保暖。

中医理论认为“百病从寒起，寒从脚下生”。因为足部是足三阴经与足三阳经所过之处，如果脚部受寒，寒邪就会侵入人体，影响脾、肝、肾、胃、胆、膀胱等脏腑功能。

足部保暖除了要注意穿保暖性能好的鞋袜外，还应养成睡前用热水泡脚的习惯。用热水泡脚既可预防呼吸道感染性疾病，还能使血管扩张、血流加快，改善脚部皮肤和组织营养，减少下肢酸痛的发生，缓解或消除一天的疲劳。

运动保健

秋季运动减肥正当时

秋季天气凉爽、温度适宜，正是进行户外运动减肥的好时节，这里要重点说说痰湿体质的人。他们大多体形偏胖，建议利用秋季运动甩掉痰湿，积极调理，回归平和体质。

痰湿体质是指体内津液运化失常，水湿停聚，聚湿成痰，痰湿内蕴的情况，表现为肥胖，容易困倦，身重不爽。这类人易患消渴、中风、胸痹等。

痰湿体质者除了注意饮食的控制外，秋季还可以加大运动强度、延长运动时间，进行慢跑、体操、篮球、羽毛球等运动来帮助减肥，强度以出汗但不疲倦为度，以利于排出体内痰湿，达到减肥效果。

日常养生保健

积极预防心脑血管病变

心脑血管病的高危人群要从寒露节气开始注意以下几方面：注意防寒

保暖，及时增添衣服，即要保暖性能好，又要柔软宽松，不宜穿得过紧，以利血液流畅；合理调节饮食起居，少食油腻食物，保持大便通畅；保持良好的心境，切忌发怒、急躁和精神抑郁；进行适当的御寒锻炼，提高机体对寒冷的适应性和耐寒能力；清晨去厕所时，应改蹲式为坐式，大便时间不能太长；随时观察病情变化，定期去医院检查，服用必要的药物，控制病情的发展，防患于未然。

想发火，按按穴位能缓解

秋天来了，天气变得干燥，万物开始失去生机，人的身体也在发生着奇妙的变化，你会发现，有时候会脾气不好，稍有不顺就想发火。这虽然不是什么大问题，但对自己的心情和人际关系都有不好的影响，下面介绍几个穴位，能帮你“灭火”，所以也可以叫作“撒气穴”。按压这些穴位可以起到明目醒脑、舒缓疲劳、缓解焦虑情绪的养生保健作用。

角孙穴：为手少阳三焦经的穴位，位于头部。将耳郭折向前，当耳尖直上入发鬓处。按摩或针刺该穴位，具有清热消肿、散风止痛的作用。找到该穴位后，可以用食指指腹进行按压。

风池穴：风池穴是足少阳胆经的穴位，位于脑后。脑后大筋的两旁，与耳垂平行处。

太阳穴：太阳穴在中医经络学上被称为“经外奇穴”，位于侧头部，眉梢和外眼角中间向后一横指凹陷处。经常按摩太阳穴可以解除疲劳、振奋精神、醒脑明目等。

膻中穴：膻中穴位于人体胸部，两乳头之间连线的中点，有宁心神、除烦闷的养生作用，按摩时用拇指指腹稍用力揉压。

肩井穴：在人体肩部，大椎穴与肩峰连线的中点，肩部最高处。用拳头敲打肩井穴可缓解颈疲劳，使大脑供血充足，治疗头痛，配合膻中穴还可以改善因生气肝郁引起的乳房胀痛、乳腺增生、乳腺炎等症。

按摩这几个“撒气穴”，每次每个穴位按压 5~10 分钟即可。按压这些穴位对于着急生气后肝气瘀滞，表现为两肋胀痛、乳房胀痛的人更有益。

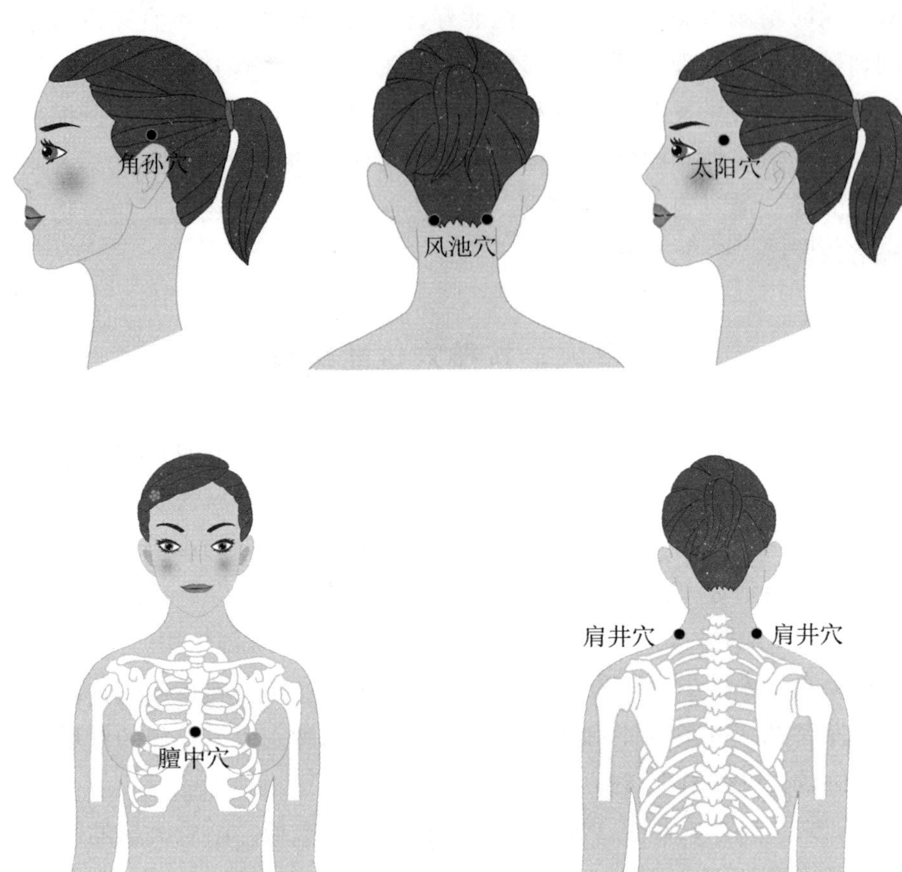

角孙穴、风池穴、太阳穴、膻中穴、肩井穴示意图

第十九章 秋季之霜降

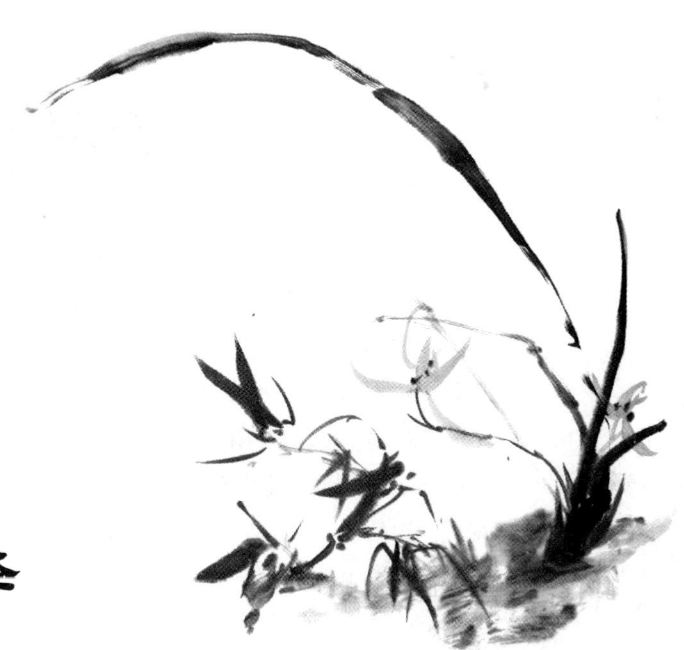

岁晚

（唐）白居易

霜降水返壑，风落木归山。
冉冉岁将宴，物皆复本源。

节气解说

霜降是秋季的最后1个节气，在公历10月23日或24日，太阳到达黄经210°时。霜降节气含有天气渐冷、开始降霜的意思。而后，新的一个季节又将开始，中医五行学说认为，金生水，主收藏，到了霜降之后，天气更加寒冷，人体的阳气也倾向于收藏。

《月令七十二候集解》关于霜降说："九月中，气肃而凝，露结为霜矣"。霜降时我国黄河流域一般出现初霜，大部分地区多忙于播种三麦等作物。《逸周书·周月》中有："秋三月中气：处暑、秋分、霜降。"我国古代将霜降分为三候："一候豺乃祭兽；二候草木黄落；三候蜇虫咸俯。"是说一候时，豺补到了猎物，先要展示一下，像祭祀一样；二候秋风萧瑟，落叶纷纷；三候虫子藏神洞穴，开始冬眠。

霜降是秋季到冬季的过渡节气，夜晚地面上散热很多，温度骤然下降到0℃以下，空气中的水蒸气在地面或植物上直接凝结形成细微的冰针，有的成为六角形的霜花，色白且结构疏松。在我国南方地区，平均气温多在16℃左右，尚未到初霜日期。在华南南部河谷地带，则要到隆冬时节，才能见霜。当然，即使在纬度相同的地方，由于海拔高度和地形不同，贴地层空气的温度和湿度有差异，初霜期和霜日数也就不一样了。霜降时节，凉爽的秋风已吹到花城广州。东北北部、内蒙东部和西北大部平均气温已在0℃以下。

"霜叶红于二月花"。到了霜降，枫树、黄栌树等树木的树叶变红，如火似锦，很多人会选择外出登山，欣赏美丽的红叶。适当的户外活动，对锻炼身体，缓解秋郁有益处。

人们常说春捂秋冻，秋季很容易忽视保暖，到了霜降节气，更容易受寒，引发各种疾病，因此，保暖问题尤其要引起重视。晚秋进补时机正好，霜降进补的原则是平补。

饮食保健

补冬不如补霜降

民谚说“一年补透透，不如补霜降”，可见，在霜降节气进行适当进补，对改善体质、安然过冬是很有帮助的。在霜降节气，不仅要养肾，为冬季做准备，还要养好脾胃，脾胃好了，全身气血充足、通畅，身体才会好。

这个节气所谓的进补，不是毫无节制地胡吃海喝，而是要有针对性地、适当进补。

霜降节气适合的食物有梨、苹果、白果，薯芋类的食物如甘薯、山药、芋头等也是不错的选择。

补脾养肾吃栗子

秋季栗子丰收，正是吃新鲜板栗的大好时机。《食物本草》中说板栗：“主益气，厚肠胃，补肾气，令人耐饥。”由此可见，栗子是滋养脾胃、补肾壮腰的食疗佳品。

栗子又叫板栗、毛栗、凤栗，一般人群均可食用，尤其适合老年人。营养学研究表明，栗子中含丰富的不饱和脂肪酸和维生素、矿物质，能防治高血压病、冠心病、动脉硬化、骨质疏松等疾病，是提高人体免疫力、抗衰老、延年益寿的滋补佳品。中医认为，栗子性温、味甘，具有养胃健脾、补肾强筋、活血止血、止咳化痰等保健功效，是霜降后的进补佳品。食用栗子可防治肾虚引起的腰膝酸软、腰腿不利、小便增多和脾胃虚寒引起的慢性腹泻。

栗子不宜多吃，一次的推荐量为 50 克以内。板栗和其他干果类相比，淀粉含量高，对糖尿病患者来说一定要少吃，避免引起血糖升高。

要注意的是，栗子一般在秋季上市，不容易保存，容易变质，购买的新鲜栗子可以去壳后冷冻保存。

牛肉补气，功同黄芪

牛肉素有“肉中娇子”的美称，它的蛋白质含量高、脂肪含量低，蛋白质中氨基酸的种类齐全且非常接近人体内氨基酸的比例，适当食用的话，可以提高机体的抵抗力，特别适合生长发育阶段的少年儿童、术后及病后调养的人群。秋冬季节，适当吃些牛肉，还有暖胃御寒的效果。

中医认为，牛肉有开胃健力的作用，所以有“牛肉补气，功同黄芪”之说，对阳气虚弱导致的体弱乏力、面色萎黄、气虚自汗等有改善作用。

牛肉的肌肉纤维较粗硬，牙口不好的老人、儿童不宜多吃，加工的时候可以放些山楂，能使煮熟的牛肉更加软烂。

另外，牛肉虽好，也不可天天吃，建议一周吃 1~2 次即可。

节气好食：平补养生菜

板栗鸡翅

材料

鸡翅（或者鸡块）500 克，板栗 300 克，植物油、姜、料酒、酱油、大料粒、冰糖、盐适量。

做法

1. 将鸡翅洗净剁成小块，放入清水中泡去血沫；板栗去壳后开水烫 5 分钟，将皮剥掉，炸至金黄色沥干油待用。

2. 炒锅烧热，放入 2 汤匙植物油，放入鸡翅块炒至变色，用适量料酒、酱油、冰糖、姜、大料一起炒出香味。

3. 加入肉汤或者开水，以没过鸡翅为准，烧开后撇去浮沫，加盖转小火将鸡翅炖熟。等鸡翅熟后加入炸过的板栗，再小火炖 10 分钟。待鸡翅和板栗酥软，开盖转大火将汤汁收浓，最后用盐调味即可。

功效

栗子搭配鸡肉，营养丰富，味道也鲜美，具有健脾养胃、改善食欲等功效。

栗子炖白菜

材料

栗子 200 克，鸭汤适量，白菜 200 克，盐、味精各适量。

做法

1. 将栗子剥去壳，切成两半。

2. 锅中加入适量鸭汤，烧开后下入栗子肉，大火烧开后转小火将栗子煨熟透，再加白菜，略煮后加入盐和味精调味，炖熟即可。

功效

栗子能健脾肾，白菜补阴润燥，秋末冬初经常食用对改善干燥上火等症状很有帮助。

山药牛丸汤

材料

牛肉 500 克，山药 1 根，香菇 10 朵，香菜、盐、料酒、生抽、胡椒粉、淀粉、葱末、姜末各适量。

做法

1. 牛肉剁馅，加入适量葱末、姜末和酱油、料酒及淀粉拌匀，再加少量水搅拌至黏稠。山药洗净，去皮，切块。香菇洗净，对切开。香菜切末。

2. 锅中加适量水烧开，将牛肉糜用小勺做成丸子下入水中，煮一会儿，肉丸成型后下入山药块和香菇，煮至将熟，加入少许胡椒粉、盐，再撒上香菜末即成。

功效

牛肉高蛋白、低脂肪，秋末冬初，适当吃些牛肉，可以补充体力；山药是益气健脾的佳品，和牛肉搭配，是调理脾胃的一道好汤。

陈皮萝卜炖牛肉

材料

白萝卜块、牛肉 500 克，陈皮 10 克，盐适量。

做法

1. 牛肉洗净，剁成小块，入沸水中氽烫后捞出。

2. 将所有材料入锅，加入适量清水，大火煮开后转小火慢炖 1 小时，最后加盐调味即成。

功效

牛肉富含蛋白质，可以补虚损、增气力，搭配具有增进食欲、促进消化等作用的萝卜，芳香健脾的陈皮，适合霜降节气平补用。

起居保健

深秋日光浴，晒晒更健康

进入深秋时节，白昼越来越短，天气越来越冷，能懒洋洋晒晒太阳的时间都显得弥足珍贵了。所以，一定要抓紧时间，多做几次深秋日光浴，会让您的生活变得不一样的。

多晒太阳，预防骨质疏松

人上了年纪，很容易发生骨质疏松，容易引起骨折、骨痛等健康问题。晒太阳能促进维生素 D 的生成，而维生素 D 对人体对钙的吸收十分重要。

晒晒头顶，头发健康

紫外线的照射不仅有利于杀菌，而且还可以促进头皮的血液循环。所以，适当的阳光照射对头发的生长非常有帮助，可以选用。

多晒晒，抑郁心情都跑掉

人们常说“春恨秋悲”，秋日天气萧索，很容易让人觉得情绪低落，做什么都提不起劲头来，尤其是对情感大于理智的女性朋友，更容易感觉悲伤。这时候不妨抓住机会，多出来晒晒太阳，可以有效赶走抑郁呢。

暖暖的阳光照在身上，会令身体表面的毛细血管扩张，血液循环更加顺畅，体内的甲状腺激素、性激素及肾上腺素等激素的分泌水平会增加，人的积极情绪便被调动起来了，这时候，郁郁、悲伤自然就不见了。

运动保健

经常倒步走

到了霜降节气，早晚温差变大，适当进行运动，对提高身体免疫力，避免感受寒冷生病非常有帮助。这个时候，运动量不宜太大，以运动后微微出汗为宜，慢跑、骑自行车等都可以尝试。对于体质虚弱者来说，要注意防寒保暖，以防呼吸道受到伤害。

推荐倒步走的运动方法，可以锻炼向前走时不活动的肌肉群，促进血液循环，改善心脏功能。另外，在倒步走时，人的注意力特别集中，可以忽略一些不良的情绪，对缓解秋郁有帮助。

倒步走的方法是：刚开始练习时，双手按住腰部两侧，拇指向前、四指向后，保持身体平稳，向后倒着走。等到熟练以后，可以一边倒走一边甩手臂，这样做，对锻炼身体的协调性很有好处。

倒步走时，要选择车辆少、道路平坦的路段，如公园内的甬道等，避免车辆多、人多的地方，以免发生意外。

日常养生保健

养好肝脾肾，常按三个“太”

《黄帝内经》中提倡“春夏养阳，秋冬养阴”，秋冬季节，人体的肝、脾、肾三个脏器容易出现功能紊乱，出现健忘、头晕、眼睛干涩、耳鸣、消化不好等健康问题。所以适当调养是非常必要的。采用穴位按摩的方法也可以达到滋养肝脾肾的目的，推荐三个穴位，即太冲穴、太溪穴和太白穴，这三个穴位都在脚上，晚上临睡前，一边看电视，一边按一按，对秋冬养生很有帮助。

太冲穴：是肝经的原穴，肝之精气汇聚最深的地方就是太冲了。揉太冲穴可以疏通肝经，保养肝脏。可以改善面色，还可以改善视力、美容。另外，高血压患者也可以常按摩太冲穴，对控制血压有帮助。取太冲穴时，应采用正坐或仰卧的姿势，太冲穴位于足背侧，当第 1 跖骨间隙的后方凹陷处，也就是足大趾与第二趾的中间凹陷处，以手指沿拇指、次指夹缝向上移压，压至能感觉到脉搏搏动的地方，即是太冲穴。按摩太冲穴可以疏解情绪、缓解胸部发闷的不适感。

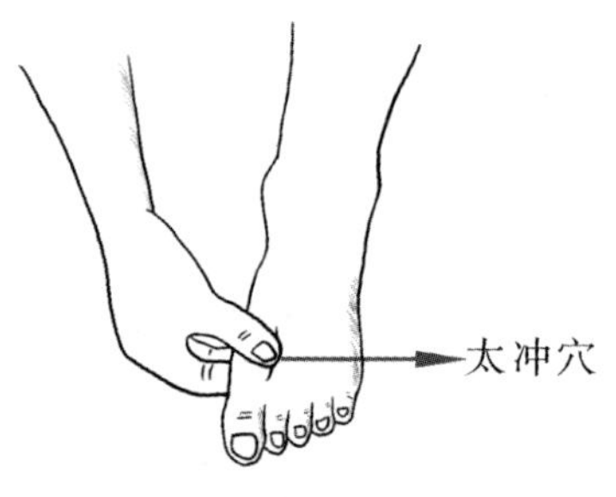

方法：可以用拇指的指尖或棉棒按压太冲穴，会有酸麻的感觉，每次按压 5~10 分钟即可。

太白穴：为足太阴脾经的输穴、原穴。刺激此穴有健脾利湿、理气和胃的功效。天气寒冷，出现脾胃功能不好，表现为消化不良、腹痛、腹胀，便秘或腹泻等，都可以按摩太白穴，效果非常好。对女性来说，如果平素脾胃气虚，就会出现面色萎黄、少气乏力等表现，常按太白穴，可以改善气血运行，有美容的作用。太白穴在足内侧缘，当足大趾本节（第1跖趾关节）后下方赤白肉际凹陷处。

方法：用手的大鱼际部位，在足内侧从后往前推，每次推50下，每日2次。

太溪穴：是肾经的原穴，是汇聚肾经元气的“长江”，所以古人称太溪穴为“回阳九穴之一”。肾是人的先天之本，人体的元阴和元阳都来源于它，所以肾是人体元气之源。古代很多医家面对垂危的病人，多用这个穴“补肾气、断生死”，如果在这个穴位上能摸到跳动的动脉，说明病人肾气未竭，还可救治；如果没有跳动，就说明病人阴气缠身，比较危险了。

太溪穴

太溪穴位于足内踝后方与跟腱之间的凹陷处，双侧对称。可用拇指按揉，也可以使用按摩棒或棉棒来按揉；按揉的力度，除了要有酸胀的感觉之外，还要有麻麻的感觉。

方法：每天按摩2次，用指腹按揉，以局部微有酸胀感为度，每次10分钟，在肾经的流注时间，即每日下午17~19点时按摩的效果更好。

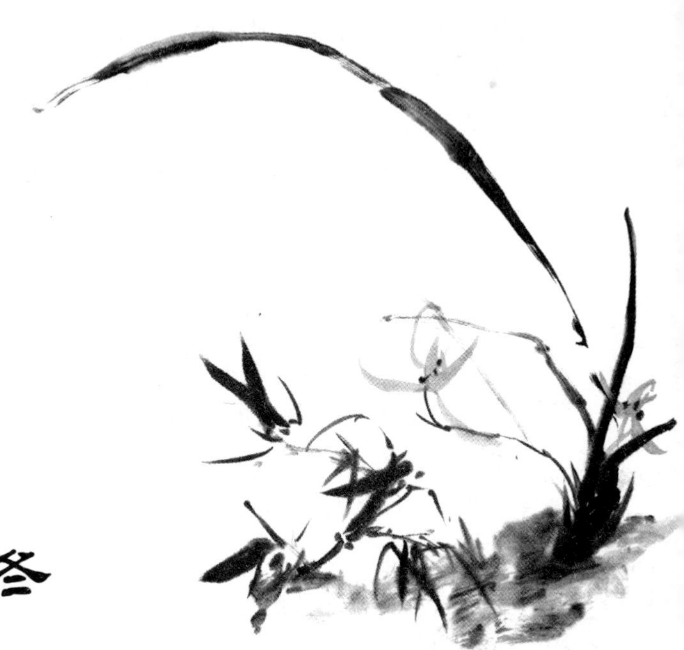

第二十章

冬季之立冬

立冬即事二首

（宋）仇远

细雨生寒未有霜，庭前木叶半青黄。
小春此去无多日，何处梅花一绽香。

节气解说

立冬是入冬后的第 1 个节气，在每年的 11 月 7 日或 8 日，太阳到达黄经 225° 时。《月令七十二候集解》说“立，建始也”，又说“冬，终也，万物收藏也”，意思是说到了立冬，秋季作物全部收晒完毕，收藏入库，动物也已藏起来准备冬眠。所以说立冬不仅代表着冬天的来临，也表示冬季开始、万物收藏、规避寒冷的意思。

我国古代将立冬分为三候："一候水始冰；二候地始冻；三候雉人大水为蜃。" 意思是说此节气水已经能结成冰；土地也开始冻结；野鸡一类的大鸟不多见了，而海边却可以看到外壳与野鸡的线条及颜色相似的大蛤。所以古人认为雉到立冬后便变成大蛤了。

关于立冬，有一些民谚，常被用于预测冬天的冷暖，如“立冬北风冰雪多，立冬南风无雨雪”“立冬晴，一冬凌（寒冷）；立冬阴（阴雨），一冬温（暖冬）”等。

进入这一节气后，自然界也表现为阴盛阳衰，很多动物都开始冬眠了。此后气温降低、寒气袭人，阳气潜藏、阴气盛极，而且人体的阳气容易受到损伤，所以立冬后要注意保护阳气。

同时，对人体养生来说，“立冬”是养精蓄锐的开始，也是人们一年中进补的最佳时期，因此宜适量进补，可选择温阳性的食物，如羊肉、牛肉、鳝鱼等。

饮食保健

自制阿胶固元膏

中医学认为，阿胶味甘、性平，有补血止血、滋阴润燥的功效。现代医学认为阿胶能够促进造血功能，促进凝血和降低血管通透性；服用后可增加体内钙的摄入量，有效地改善因缺钙导致的骨钙丢失、钙盐外流、骨质疏松和骨质增生及各类骨折；阿胶有抗疲劳、耐缺氧、耐寒冷、健脑和延缓衰老的作用，并有改善男女生育力的作用。目前比较流行的阿胶固元膏，其实自己在家制作起来也并不麻烦。

首先将块状阿胶完全浸于黄酒中直至泡软；黑芝麻筛洗掉尘土滤干净，在锅里炒干水分，核桃仁掰碎，大枣去核切碎备用。

第二步，中火上放置平底锅，放入黄酒及泡软的阿胶，接着放入红枣、黑芝麻、冰糖、核桃，也是不停地搅拌，防止粘锅，至酒基本被吸干，黏稠度很高为止，时间共约 2 分钟，阿胶固元膏就大功告成。

第三步，将平底锅端离，拿出预先准备好的带盖的保鲜盒，将保鲜盒的四壁涂一层薄薄的花生油，用铲子将固元膏装进保鲜盒中，用手将固元膏压实、压紧，将整盒固元膏放进冰箱滞留一个晚上，第二天早上，将固元膏从保鲜盒内取出，放在砧板上切成大约 60 片，备用，每日取两片食用为佳，注意感冒及经期暂停服用。

节气好食：家常炖菜，暖身保健

对北方人来说，炖菜十分普遍。寒风萧瑟的冬日，一锅热气腾腾的炖菜能让人从舌尖一直暖到心里。炖菜有菜又有汤，又少油少盐，暖暖的特别适合冬天吃。

营养专家认为，炖是一种特别健康的烹调方式。首先，因为有汤，温度不会超过100℃，不会因加热过度产生有害或致癌物质。第二，炖菜一般食材较多，可以同时吃到多种菜，能满足人体对食材种类多样化的需要。第三，炖菜的时间很长，食物更入味，味道更好。第四，食材经过长时间的炖煮，非常软烂，容易消化吸收，特别适合老人和小孩。下面就为大家介绍几道适合冬天吃的家常炖菜。

羊肉炖胡萝卜

材料

羊肉500克，胡萝卜2根，香油、盐、姜片、料酒、植物油、白胡椒粉、料酒各适量。

做法

1. 羊肉洗净，切块，放入沸水中烫一下，捞出沥干；胡萝卜洗净，切块。

2. 锅中放入少许植物油，烧热后下入姜片、羊肉块快速翻炒几下至颜色变白。锅中加水和调料（除盐和香油），大火烧开后改小火炖40分钟，下入胡萝卜块再炖30分钟，下入盐和香油即成。

功效

冬季吃羊肉可以温中散寒、补益气血，搭配胡萝卜营养更丰富、口味更好，尤其对改善女性冬季畏寒、手脚冰凉效果很好。

小鸡炖蘑菇

材料

童子鸡1只，干榛蘑80克，植物油、酱油、盐、料酒、白糖、八角、葱段、蒜瓣各适量。

做法

1. 鸡肉洗净，切块，入沸水中烫一下，捞出备用；干榛蘑择洗干净，用清水泡发。

2. 锅中加入适量植物油，烧热后下入葱段和蒜瓣煸炒几下，下入鸡肉块，大火翻炒几下，加入适量清水，下入干榛蘑、剩余调料，大火烧开后转小火炖煮1小时左右即成。

功效

经过小火慢炖的鸡肉，肉质鲜嫩，汤味鲜美，鸡肉中的蛋白质分解成氨基酸、多肽等，更利于人体的吸收，搭配能改善免疫力的榛蘑，是一道能强壮身体、增强人体抗病能力的优质家常炖菜。

土豆炖牛肉

材料

牛肉 1000 克，胡萝卜 2 根，土豆 1 个，盐、八角、酱油、葱段、姜片、花椒各适量。

做法

1. 将牛肉洗净，切成均匀的块；胡萝卜、土豆分别洗净，去皮，切块。

2. 牛肉块冷水入锅，开大火烧开，倒入葱段、姜片、桂皮、八角，转小火，加盖炖 1~1.5 小时，炖的过程中要注意撇净汤表面的浮沫。下入土豆块和胡萝卜块，再调入酱油和盐，煮开后用小火炖熟即成。

功效

牛肉能开胃健力，是冬季滋补佳品，搭配土豆和胡萝卜，既能补充能量，又能补充多种维生素，是很好的冬季养生菜。

起居保健

冬季护肤很重要

寒冷和干燥是冬季天气的主要特点，很多人，尤其是老年人会有皮肤干痒、脱屑，手足皲裂，冻伤等各种皮肤问题。所以冬季护肤显得尤为重要。

对老年人来说，全身血管日渐硬化，皮肤也逐渐衰老，而到了冬季，皮脂分泌减少，特别容易出现皮肤干燥和瘙痒症。这时更要注意保护皮肤，注意防寒和保湿，使其尽量减轻损害。应该注意以下几点。

注意保暖：老年人皮下脂肪减少，皮肤抵抗力差，气温一下降就容易发生冻疮和手足皲裂等问题。冻疮都发生于裸露在外界的身体部位和血液循环的末梢，尤以手脚、耳廓和面颊部位多见。冻疮严重者可有水疱，破溃后形成溃疡，通常会愈合得很慢，一直等到天气暖和时才能好转。所以，老人冬季要注意保暖，出门戴上手套、帽子、耳套；经常用温热水泡洗手脚等容易受寒的部位；清洗后要外搽一些油脂性的护肤品。

洗澡不可过勤：冬季老年人不要洗澡过勤或常在热水池中泡澡，这样很容易破坏皮脂膜，使皮肤更干燥，缺乏弹性和抵抗力。般以每周洗 1 次澡即可，建议淋浴，水温 40℃左右，洗澡时间不超过 15 分钟。洗澡时宜选择性质温和的沐浴液，不要使用碱性强的肥皂，以保护皮脂膜。洗澡、洗脸后可擦一点中性的润肤油剂或霜剂，以锁住水分、滋润皮肤。

减少对皮肤的刺激：饮食上少吃辛辣刺激性食物，如辣椒、葱、蒜、芥末等；要戒烟限酒；贴身的衣服宜选择纯棉质地的，不要贴身穿化纤或毛织品衣料。

注意保持心情舒畅、精神愉快：因季节的影响，冬季人们很容易出现抑郁情绪，这时候要学会控制自己的情绪，不要因琐事烦恼，这也是保护皮肤健康的基础。

运动保健

冬季跳绳一起来

入冬以后，天气越来越冷了，人也觉得畏手畏脚，不大爱出门了。但运动健身还是不能省的，跳绳也是一项不错的选择。因为跳绳不要求特殊的器械、空间，而且也不需要太多技巧，尤其适合减肥人士、爱美女性。而且，跳绳能改善心血管系统、呼吸系统和神经系统的功能，对改善体质有帮助。但跳绳也要注意以下几项：

1. 一定要选择柔软舒适的运动鞋，不能因为简单，就穿着皮鞋、硬底鞋跳，以免伤到踝关节。

2. 跳绳前要做好准备活动，膝关节、踝关节活动开后再跳，以免发生运动损伤。

3. 跳绳对场地要求不高，但宜选择地板、泥土地面或塑胶地面，坚硬的水泥地面对关节的冲击力较大，不适宜。

另外，如果本身超重或年龄较大，跳绳时不要跳跃太高，以免引起头晕或损伤关节。

跑走交替运动

跑步与走路是人们最常选择的运动方式，跑与走在跨越同等的距离时消耗的热量相等，但时间差别比较大，这意味着在消耗同等热量的前提下走比跑耗时要多。这说明，在相同的时间内跑比走能消耗更多的热量。虽然跑步效率较高，但它属于高冲击力运动，并不是适合每一个人。推荐一项跑走交替运动，跑走交替就是在运动过程中将走和跑相结合进行锻炼。有两种方式选择：一是，先走后跑，即先走 1 分钟再跑 1 分钟，交替进行。二是先慢慢走，等到身体的适应能力增强，再慢慢跑。第二种适合年老的人和刚刚参加锻炼的人。

日常养生保健

常按三穴，提高提抗力

秋冬季节，天气越来越寒冷，受凉感冒的人也越来越多，下面教大家学会按摩 4 个穴位，提高自身免疫力，减少外感。

大椎穴：在颈后正中，第七颈椎棘突下，也就是低头时较大骨头突起的下缘。每天对大椎穴按摩100~200次，方法为用食指、中指按住穴位，用力点按。常按摩大椎穴，可以提高提抗力，预防感冒。

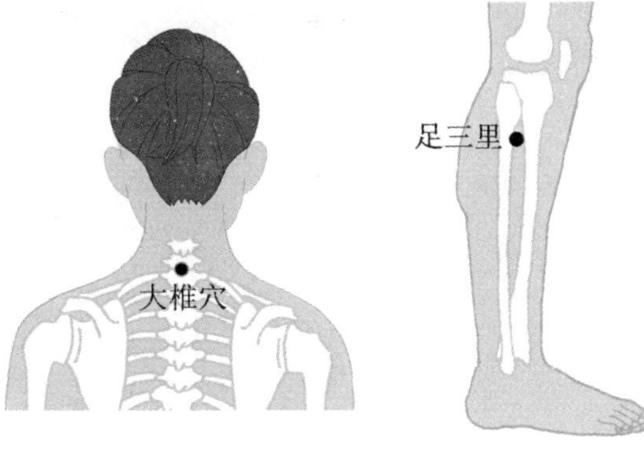

足三里穴：是足阳明胃经的主要穴位之一，也是人体的保健要穴之一。主治消化系统疾病，腹痛、腹泻、消化不良，这是肚腹问题。秋冬季节，每天可以花5~10分钟，通过按压刺激足三里穴，来提高机体免疫能力，抵御风寒。足三里穴位于小腿外侧腓骨小头前下方约3横指处。

风池穴：在头额后面大筋的两旁与耳垂相平处，用拇指分别按住两侧风池穴，指腹用力按揉30~50次，具有疏风解表的作用，可以预防感冒。

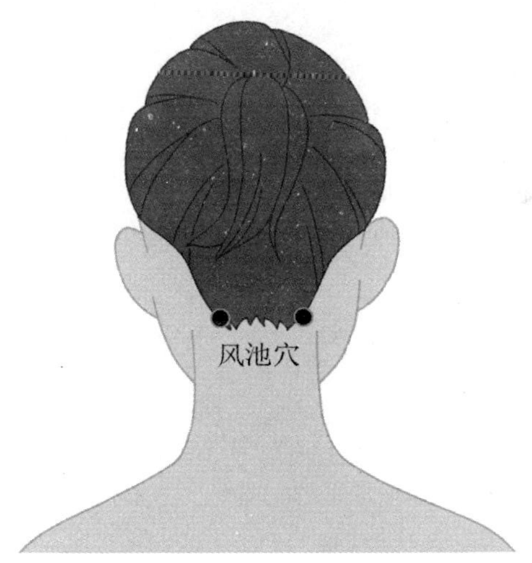

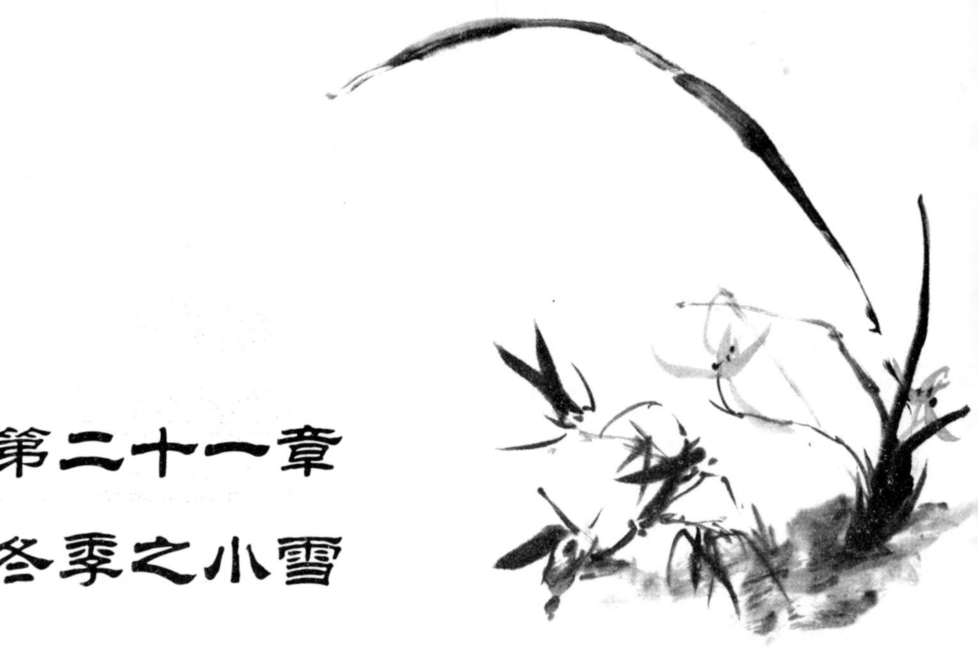

第二十一章 冬季之小雪

小雪

（唐）戴叔伦

花雪随风不厌看，更多还肯失林峦。

愁人正在书窗下，一片飞来一片寒。

节气解说

小雪是冬季的第 2 个节气，在每年的 11 月 22~23 日，太阳到达黄经 240° 时。《月令七十二候集解》中说："十月中，雨下而为寒气所薄，故凝而为雪。小者未盛之辞。"中国古代将小雪分为三候："一候虹藏不见；二候天气上升地气下降；三候闭塞而成冬。"这是说，冬季降水的形式从雨变为雪，空气中缺少小水珠，彩虹难以形成；而阳气上升、阴气下降，导致天地不通、阴阳不交，因此，万物失去生机，闭藏而成冬季。

小雪后气温急剧下降，天气变得干燥，一些农家开始动手做香肠、腊肉，把多余的肉类用传统方法储备起来，等到春节时正好享受美食。

这时气温持续走低，天气寒冷，提示我们到了御寒保暖的季节。此节气的养生重点是益肾藏精、安神养志。但在我国很多地区，到了小雪节气，外面寒冷，屋内燥热，要当心"上火"。民谚说："小雪雪满天，来年必丰年。"可见，如果小雪节气下雪，对农作物的生长是很有好处的。

饮食保健

女性饮食，注重温补

温补饮食，驱散寒冷

根据中医"虚则补之，寒则温之"的原则，到了冬季，在膳食中应多吃温性、热性、特别是温补肾阳的食物进行调理，以提高机体的耐寒能力。对很多女性来说，冬季很不好过，怕冷、四肢的末梢循环不好，有种无论怎么样都暖不起来的感觉。

女性冬季进行“食补”，应供给富含蛋白质、维生素和易于消化的食物。可选食：粳米、玉米、黄豆等谷豆类；韭菜、香菜、大蒜、萝卜、黄花菜等蔬菜；羊肉、狗肉、牛肉、鸡肉及鳝鱼、鲤鱼、鲢鱼、带鱼、虾等肉食；橘子、苹果、荔枝、桂圆等水果。

经期女性怎么吃

妇女月经期一般每次失血约为20~80毫升，每毫升血液含铁0.5毫克，也就是说每次月经要损失铁10~40毫克。铁是人体必需的元素之一，它不仅参与血红蛋白及多种重要酶的合成，而且在免疫、智力、衰老、能量代谢等方面都发挥重要作用。因此，月经期进补含铁丰富和有利于消化吸收的食物是十分必要的。鱼类和各种动物肝、血、瘦肉、蛋黄等食物含铁丰富。

女人经期前后时常会感到身体出现一些不适，比如抵抗力降低，情绪容易波动、烦燥焦虑等。因月经失血，使体内的铁元素丢失较多，尤其是月经过多者。因此需要补充一些缺失的元素。

在经期之前，多有水钠潴留，女性应选能行气疏肝化湿、调节不良情绪的药食同源食品，如柚子、瘦猪肉、芹菜、粳米、鸭蛋、炒白术、淮山药、薏米、冬瓜、海带、白萝卜、黑木耳、蘑菇等。

在月经来潮时，可出现食欲差、腰骶不适、疲劳等症状。此时，宜选用能补血滋阴的食物：如红肉、红枣、豆腐、薏米、牛奶、鸡蛋及各类动物血、红糖、益母草、当归、熟地、白芍等。

多食温补益肾食物

小雪时节天气寒冷，寒为阴邪，容易损伤肾阳，故此时宜多食温补益肾食物，如羊肉、牛肉、腰果、栗子、山药等。小雪节气时心脑血管病多发，为了预防此类病的发生，可选用丹参、山楂、黑木耳、西红柿、芹菜、红心萝卜等避免血液黏稠，以保护心脑血管。

节气好食：女性冬季食疗方

红枣桂圆蛋汤

材料

鸡蛋 2 枚，桂圆干肉 50 克，红枣 30 克，当归 30 克，红糖 20 克。

做法

1. 鸡蛋煮熟去壳。取煲一个，放入桂圆肉、红枣、当归，加清水。

2. 用慢火煮 30 分钟，加入已煮熟的鸡蛋，红糖慢煮 15 分钟即成。

功效

这道蛋汤味道香甜，能补气养血、温中散寒，推荐给平素阳虚或者体寒的女性。

逍遥粥

材料

柴胡 10 克，白芍 10 克，陈皮 10 克，川芎 10 克，粳米 50 克。

做法

1. 柴胡、白芍、陈皮、川芎以水煎煮，留汁。

2. 粳米洗净后放入锅中煮粥，粥将成时加入冰糖适量，稍煮即成。

功效

这是一道药膳粥，方中用到了四味中药，具有行气解郁、活血养血的功效，如果常觉心情不好，胸中烦闷，可以喝这道粥。

葛根小排汤

材料

葛根 100 克，猪小排 250 克，盐适量。

做法

1. 小排洗净过水后与葛根同煮，先用大火煮沸，再改用小火煲 1~1.5 小时。

2. 加盐调味即成。

功效

葛根葛根是我国传统的中药材之一，葛根中富含黄酮类化合物，可调节雌激素水平，对骨质疏松、更年期综合征或是正进入更年期的绝经、闭经、潮热、心火燥烦、睡眠质量不好、便秘等综合征有明显改善。

起居保健

保暖好睡眠，健康一冬天

进入冬季后，要把防寒作为养生的第一要务，不可硬撑。无论是在家还是外出都要注意穿着暖和。冬季夜长，女性不宜过分熬夜。早睡晚起，无论是对于皮肤的保养还是身体的健康都是有利的。

冬季的养生在《黄帝内经》中有着明确的记载，在这个季节适合早睡晚起，很多动物都冬眠，人在这个季节要确保睡眠的充足，冬天是阳气闭藏的季节，冬季养生应注意的问题：冬天每天越来越短，人们应适当地增加睡眠，在冬天很多人习惯晚睡，其实这是对身体无益的。

胸腹腰腿重保暖

大雪节气天气寒冷，风寒之邪容易损伤人体，故应做好防寒保暖工作，尤其应保护好胸腹和关节部位。因为胸部受寒之后，易损伤体内阳气，从而引发心脏病；而腹部受寒则易引起胃肠疾病。因此，在大雪时节要重视胸腹部的保暖。

除了胸腹之外，颈肩和腰腿部也是易受寒邪侵袭的部位。颈肩部受了风寒后，肌肉容易痉挛、疼痛，甚至还会牵扯到背部；腰为肾之府，肾为人体先天之本，腰部受寒冷刺激，易使局部血管收缩，血流减缓，引起腰部疼痛；腿部受寒则腿部肌肉容易发生收缩、痉挛，甚至引发膝关节炎。

因此大雪时节应格外重视以上部位的保暖，除了要穿些防寒的衣服外，还应戴上围巾以保护颈肩，必要时应戴上护膝以保护腿部。

运动保健

冬季锻炼，考验意志力

冬季天寒地冻，昼短夜长，坚持参加体育锻炼也是对一个人的毅力、耐力的考验。一开始的时候凭借的是要增强体质的热情，可能很快就因为天冷等原因而想放弃，这时，一定要咬紧牙关，度过最艰难的阶段，再经过一段时间，你会发现，自己已经适应了寒冷的天气、战胜了想要放弃的念头，进入到自觉锻炼的阶段，这时候，一天不练就感到浑身不舒服。等到了这一步的时候，身体的情况也就会好转很多了。

除了有很好的意志力外，冬季锻炼时还要注意以下几点，才能达到既增强体质，又不损害健康的良好效果。

穿衣的讲究：锻炼前要多穿几层衣服，经过 10 分钟暖身活动后，体温逐渐提高，这时可以脱掉御寒的外套。运动服要松紧得当，过紧、过肥都不好，以免妨碍动作。

准备干毛巾：锻炼后一般身体会出汗，这时不要在风口处就座，要在避风处用柔软的干毛巾擦抹身上汗水。如果出汗较多，可以进行淋浴，然后更换干爽舒适的衣服。

预防冻伤：外界气温过低时，身体暴露的部位，如手、面、耳等容易遭到冷空气的侵袭，出现血液循环障碍，如果存在环境潮湿、刮风、免疫力低下、长时间静止不动等条件，则容易造成冻伤。所以，冬季外出运动时，应该戴手套、护耳、护膝等保护好身体暴露部位和重要关节，鞋袜要干燥、温暖，潮湿后要及时更换，以防发生冻伤。

日常养生保健

痛经的按摩与自我保健

痛经是指妇女在经期及其前后，出现小腹或腰部疼痛，甚至痛及腰骶，随月经周期而发，严重者可伴恶心、呕吐、腹泻，手足厥冷，甚至昏厥。痛经是 80% 以上的女性都会出现的症状，严重时可影响工作、学习、生活。到了冬天，很多人的痛经症状会加重。

在注意保暖、禁忌生冷、调节情绪、避免劳累外，下面介绍几个自我按摩保健的小知识。

①可用手指或掌根揉按背腰部胸椎第 11 节至腰椎第 2 节，并揉按两侧的肌肉和相关的穴位（脊中、悬枢、命门、夹脊、脾俞、胃俞、三焦俞、肾俞、志室等穴）。

②用拳头轻捶背腰部压痛处。

③用手指揉按腹部疼痛的肌肉和神阙、气海、关元、天枢、外陵、大巨等穴位。

④用手指捏按下肢的血海、三阴交、太冲等穴。睡前宜养成用热姜水泡脚的习惯，经期第 2 天量多时可适量减少姜的用量；亦可用粗盐炒热包入布袋里，放置于小腹及腰骶部热敷。

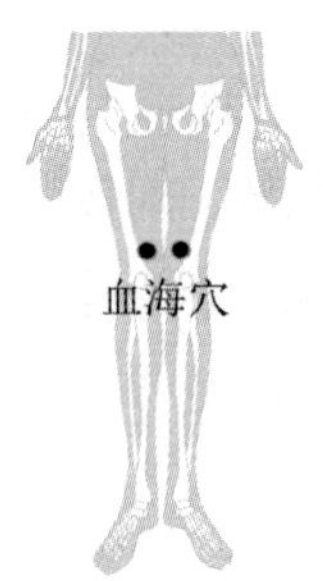

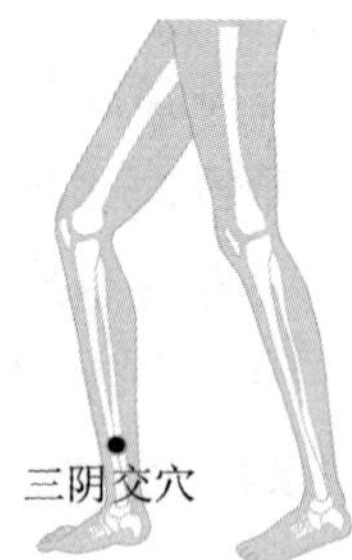

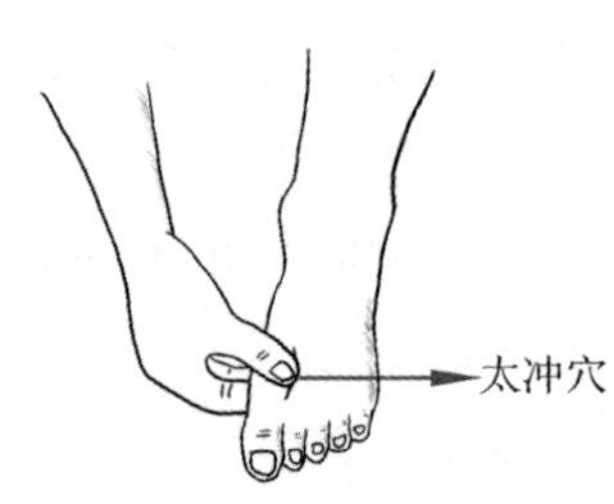

女性冬季艾灸也是“进补”

都说秋冬进补，其实不仅是食补，适当艾灸，在冬季也是一种进补方法。冬季艾灸可以增强抗寒能力，改善肤色，预防感冒和各种妇科疾病，对那些痛经、冬季手脚冰凉、经常腹痛腹泻的女性尤其适合。

艾灸一般适合体质虚寒者，如果身体阴虚火旺、湿热重，就不适合使用艾灸。感冒发热、便秘、甲亢者也不能艾灸；高血压者血压不稳时不能使用。

冬季适合艾灸的穴位有大椎穴、气海穴、足三里穴等。

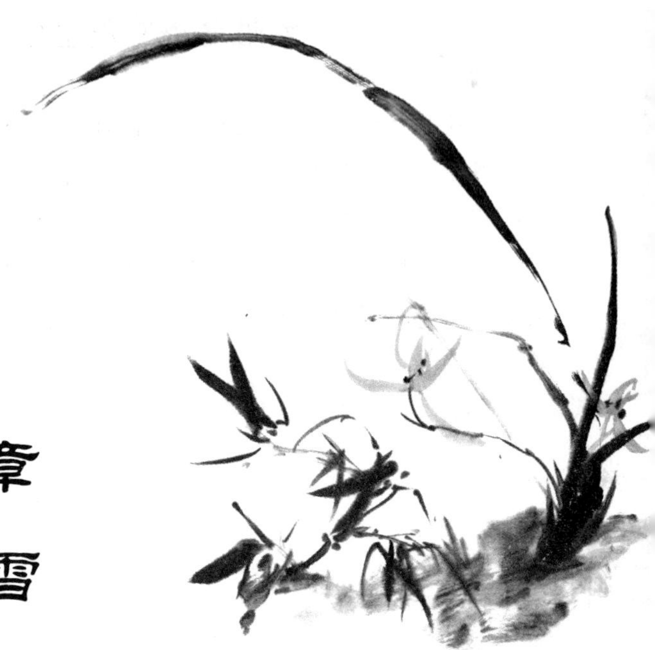

第二十二章 冬季之大雪

江雪

（唐）柳宗元

雪压冬云白絮飞，万花纷谢一时稀。

千山鸟飞绝，万径人踪灭。

孤舟蓑笠翁，独钓寒江雪。

节气解说

大雪，就是雪量大的意思。大雪节气是指太阳到达黄经 255° 时，在每年 12 月 7 日前后。《月令七十二侯集解》中说："十一月节，大者盛也，至此而雪盛也。"

《月令七十二侯集解》将大雪分为三候："一候鹖鸥不鸣；二候虎始交；三候荔挺出。"这是说此时因天气寒冷，寒号鸟不再鸣叫；由于此时是一年中阴气最盛的时期，正所谓盛极而衰，阳气已有所萌动，所以老虎开始有求偶行为；"荔挺"为兰草的一种，也感到阳气的萌动而抽出新芽。

农谚说"大雪冬至雪花飞，搞好副业多积肥"。人们盼着在大雪节气中看到"瑞雪兆丰年"的好兆头，可见大雪节气的到来，预示着来年的吉祥与否。

有句谚语说"冬天进补，开春打虎"，此时，到了一年中的最后一个月，正是进补的好时候。适当进补能将一些营养物质转化成体内的能量，有助于身体内阳气的生发。冬季适合温补，宜温肾助阳、养阴生精。但应注意，进补不可太过或乱补，否则会影响健康。

饮食保健

区别使用生姜、干姜和炮姜

民间有"冬有生姜，不怕风霜"的说法，说明生姜不仅可以做调料，还有药用价值。我们可以接触到的除了生姜外，还有干姜和炮姜，药性和用法有一些差别，下面为读者们介绍一下。

生姜

民间有“冬吃萝卜夏吃姜，一年四季保平安”的说法，实际上，冬天也可以吃生姜。冬天吃姜，有祛风散寒、温中暖胃的效果。《论语》中记载，孔子一年四季“不撤姜食”，虽然一生颠沛流离，但却活到了73岁的高龄，与经常吃姜有着密切的联系。

中医认为，姜性温味辛，具有发汗、止呕、温中、解毒等作用，可以用于外感风寒、头痛、胃寒呕吐等多种病症。研究发现，生姜中的药用成分包括姜辣素、姜酮等，有止吐、抗菌、杀毒等作用。

干姜

干姜是一味常用中药，为姜的干燥根茎，其性热，味辛，归脾、胃、肾、心、肺经，具有温中散寒、温肺化饮、回阳通脉等功效。干姜性热而偏燥，适用于中焦脾胃寒邪偏盛兼湿者以及寒饮伏肺的喘咳。干姜常用于脾胃寒湿所致的脘腹冷痛、呕吐泄泻，及肺中痰饮喘咳等。

炮姜

除了生姜和干姜外，还有一味中药叫炮姜，它是干姜炒至表面微黑、内呈棕黄色而成，性温，味苦、辛，具有温中散寒、温经止血的功效。炮姜的性质比干姜温润，作用缓和持久，多用于温中止痛、止泻和温经止血，可用于中气虚寒的腹痛、腹泻和虚寒性出血。

了解了以上三种姜，在冬季进行食疗保健的时候，要根据自身情况进行选择，才会收到满意的保健效果。

大雪养生要吃“二大”

大雪宜“进补”。江南适合用鸭、鱼温补；北方气候寒冷，可以用羊肉、牛肉补充身体元气，增加御寒能力。此外，还可在滋补时增加冰糖、百合等甘润的食物。下面给大家介绍一下大雪时节大补又实用的“二大”。

大白菜：大白菜含有丰富的粗纤维，能刺激肠胃蠕动，帮助消化，促进排便。另外，大白菜含有丰富的维生素C、维生素E，可起到护肤养颜的作用。

大葱：大葱味辛，性微温，具有通阳、解毒、调味的作用。除了用于防治风寒感冒外，对于阴寒腹痛、恶寒发热、头痛鼻塞、乳汁不通等状也有一定的疗效。大葱的葱绿部分比葱白部分营养含量高得多；但是从通阳和食疗的角度来看，葱白的效用更大一些，如风寒感冒的很多食疗方中都有葱白。

节气好食：姜的食疗方

生姜糖醋茶

材料

生姜 2 片，食醋 10 毫升，红糖 10 克。

做法

1. 将生姜、食醋和红糖一起放入杯中。

2. 冲入沸水，冲泡 5 分钟后即可饮用。

功效

本方能温里散寒、解表，对于风寒感冒初起，有头痛、鼻塞、鼻流清涕者有改善作用。

干姜良姜粥

材料

干姜、高良姜各 3 克，粳米 50 克。

做法

1. 粳米淘洗干净；干姜和高良姜分别洗净，放入锅中，加适量水煎煮取药汁。

2. 锅中加水，煮开后加入煮好的药汁和粳米，常法煮粥。

功效

这道粥具有散寒止痛、健脾和胃的作用。如果冬季感寒，出现胃脘部冷痛、腹痛、腹泻等表现，不妨试试这道粥。

干姜红糖粥

材料

干姜、粳米各 100 克，红枣 6 个，红糖适量。

做法

1. 干姜洗净、切片；红枣洗净、去核；粳米洗净后浸泡 30 分钟。

2. 锅内放适量清水，加入干姜片，大火煮开后转小火熬煮 20 分钟，放入粳米、红枣煮至米烂，加红糖调味即可。佐餐食用。

功效

红糖配干姜煮粥，具有益气补血、健脾暖胃、缓中止痛、活血化瘀的功效，尤其对女性痛经有很好的缓解作用。

起居保健

做好四保暖，安然度严冬

冬季天气寒冷，注意从头到脚的保暖很重要，下面为您介绍四个特别需要保暖的部位。

头暖。中医认为：“头为诸阳之会”。人体阳气最容易从头部散掉，而且，温度越低，从头部散发掉的热量也就越多。寒冷季节，头部持续暴露在寒冷空气中，会使血管收缩、神经痉挛、肌肉紧张，不仅容易外感伤寒，还会引起头痛、三叉神经痛、面瘫、胃肠病复发，甚至引发心脑血管疾病。所以，冬季出门一定要戴一顶合适的帽子，减少冷空气刺激和热量的流失。

背暖。中医认为“背为阳、腹为阴”，背部是人体阳气汇聚的地方，有多条经脉循行经过，而寒邪最易侵袭人体的阳位。冬季护背很简单，只要穿一件贴身背心就能避免背部受寒。

脚暖。双脚离心脏的位置最远，血液供给相对不足，寒冬季节，注意脚的保暖对身体健康非常重要。冬季，要选一双舒适保暖的鞋，穿上厚袜子。每晚临睡前还可以用热水泡泡脚，对改善血液循环有帮助。

膝盖暖。很多中老年人膝盖都有问题，受寒后会疼痛，冬季护膝很关键，记得戴上护膝或选择膝盖部位加厚的毛裤。另外，运动要适量，不要让膝盖“过劳”，这对膝盖健康也有益处。

运动保健

跟着太阳来运动

天气越来越冷，很多人户外活动的时间减少了。其实，在寒冷的天气里适当进行运动，不仅能产生热量，抵御寒冷；还能改善身体的免疫力，减少疾病的发生。到了大雪节气，适合的运动有慢跑、快步走、打太极拳、跳舞等，可根据个人情况进行选择。

但严寒的冬季进行锻炼，一定要注意以下两点。

一、太阳出来再运动。很多人有五六点钟起床锻炼的习惯，即使在冬季也是如此，这样做有欠妥当。因为早晨的温度过低，是心脑血管疾病的高发时段，锻炼一定要避开清晨，应选择太阳出来后再锻炼。

二、开始运动前一定做好准备工作。因为室外的温度太低、穿的衣服又多，人的关节和韧带灵活性很差，正式运动前要做好准备活动，使身体舒展，这样才能减少运动损伤的发生。

日常养生保健

补肾固元，常按涌泉

脚被称为人体的“第二心脏”，脚部有穴位多、位置低、血流少的特点，是人体的薄弱环节，很容易遭受寒湿邪气的侵袭而致病，尤其在冬季，足部保健更为重要。

足部有60多个穴位，并与人体的多条经脉紧密相连，其中，涌泉穴是身体的一个保健要穴。它位于足前部凹陷处第2、第3趾趾缝纹头端与足跟连线的前三分之一处，也就是我们说的“脚心”。涌泉穴是肾经经脉的第一穴，该穴名意指体内肾经的经水由此外涌而出体表。

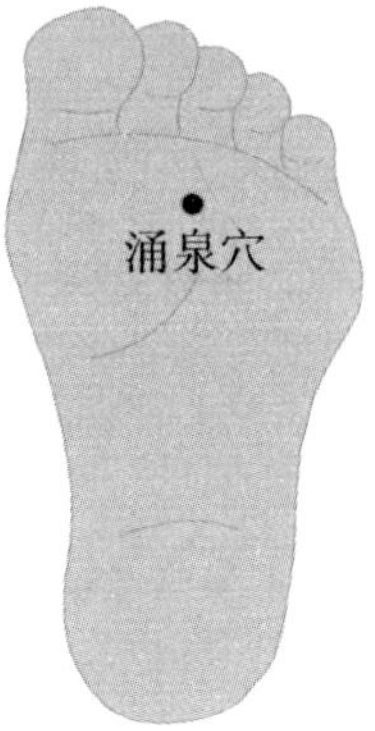

涌泉穴

涌泉穴被称为补肾固元的“长寿穴”。《黄帝内经》上说：“肾出于涌泉，涌泉者足心也。”是说：肾经之气犹如源泉之水，来源于足下，涌出灌溉周身四肢各处。经常按摩涌泉穴，可以使人肾精充足、耳聪目明、精神充沛、性功能强盛、腰膝壮实不软、行走有力。有歌诀云：“三里涌泉穴，长寿妙中诀。睡前按百次，健脾益精血。能益气精神，诃护三宝物；识得其中趣，寿星随手摘。”

每晚泡脚后搓涌泉穴100~200下，能温补肾经、舒筋活络、平衡阴阳。这样做一方面可以帮助排出人体内的毒素；还可以改善下肢的血液循环，防止冻伤；还能解除疲劳，缓解肌肉紧张，有助于良好的睡眠；对于便秘、咽喉肿痛等问题也有一定的改善作用。

生姜外用，散寒通络

生姜不仅能吃，外用的保健效果也很好，下面介绍几种生姜的保健方。

生姜搓大椎，能退热降温：取生姜1块，切厚片，沿着颈后大椎穴附近来回搓擦，直至局部皮肤发红，姜汁擦没了换另外一片。本法能散寒退热，对感冒等引起的发热有很好的效果。

生姜水泡脚，驱寒助眠：将生姜捣碎，姜汁加入热的泡脚水中，用来泡脚，可以令脚部温热，避免寒从脚下起，安眠的效果也不错。

生姜酒，改善冻疮：将生姜切片泡酒，然后用药棉蘸药酒涂擦患上冻疮的部位，可以改善局部血液循环，缓解冻疮症状。

吴茱萸生姜，改善寒性腹痛：吴茱萸、生姜各12克，捣烂成糊状，敷于脐部，外用消毒纱布覆盖，再用医用胶布固定。每日1次。具有温中散寒、止痛的作用，适用于冬季受寒引起的腹痛。

夜尿多、痛经，生姜灸神阙：有些人怕冷、手脚冰凉、夜尿多、腹泻、胃痛，女孩子还容易受寒痛经，月经中有血块。这时，不妨试试艾灸神阙穴的方法。

准备生姜 1 片（如一元硬币大小），将姜片放在神阙穴（肚脐）上，再用艾条隔姜艾灸，随着艾条的加热，会有姜汁流到肚脐中，身体会感到越来越温热。当艾条灸燃烧完后，再用热水泡泡脚，会觉得非常温暖舒适。

经常这样做，对缓解“冷”的感觉和痛经、夜尿多都有帮助，还能改善睡眠。

第二十三章 冬季之冬至

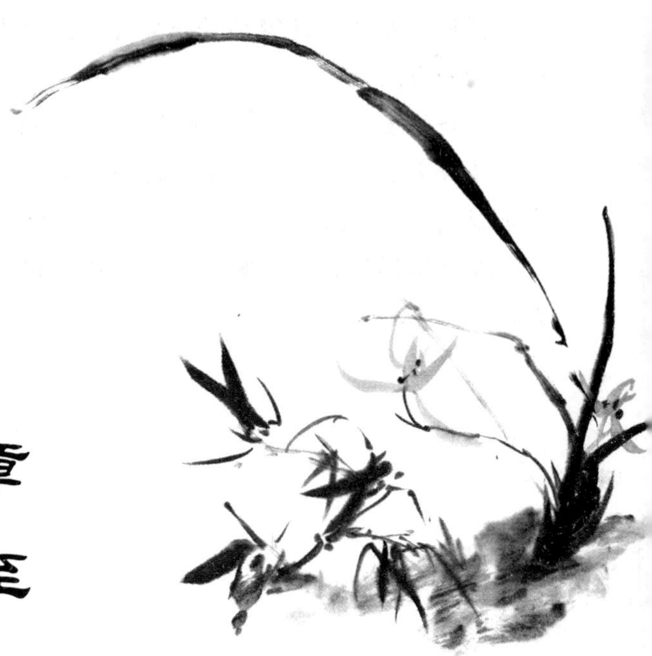

邯郸冬至夜

（唐）白居易

邯郸驿里逢冬至，抱膝灯前影伴身。
想得家中夜深坐，还应说著远行人。

节气解说

冬至是冬季的第 4 个节气，时间在每年阳历的 12 月 21~23 日之间，这一天是北半球全年中白天最短、夜晚最长的一天。冬至这一天，有北方吃饺子、南方吃汤圆的习俗，可见人们对这个节气非常重视。

《月令七十二候集解》中描述冬至“十一月中，终藏之气，至此而极也。”古代将冬至分为三候：“一候蚯蚓结；二候麋角解；三候水泉动。”这是说，蚯蚓仍缩成一团在土里过冬，但阳气初生，麋鹿解角，山泉流动。“冬至一阳生”，一年中二十四个节气轮转，到了冬至这一天，此时否极泰来，一阳复始，又开启了一个新的循环。

古代养生修炼非常重视阳气初生这一时期，认为阳气初生时，一定要小心保护、精心调养，使其逐渐壮大。冬至是数九的开始，因此民间认为，在冬至前后进补为最佳。关于冬补的时间，一般有三种说法：一是在立冬后至立春前；二是在冬至前后；三是“三九天”。这三种说法各有各的适用范围，如何选择，要根据自己的体质状况而定。一般来说，选择在“三九天”最冷的时间段进补即可，即民间所说的“三九补一冬，来年无病痛”。因此，冬至的养生重点就是适当进补，顺其自然。养肾填精是这一时期的养护重点，除此之外，滋养气血也很重要。

饮食保健

五味俱全五味子

五味子是一味很特殊的中药，就是具有酸、苦、甘、辛、咸五种滋味，而一般的中药只有一种或两种味道。中医有“五味皆备而五脏皆治疗”的说法，具有很多养生保健功效，是延年益寿的佳品。五味子具有止咳、补肾宁心、益气敛汗等作用。五味子性酸、甘、温，归肺、心、肾经。常用量为2~6克。日常保健，可用来泡茶，入药膳等。

下面介绍几个关于五味子的食疗小方，有兴趣的朋友可以试一试。

久咳不止，五味子鸡蛋来帮忙

五味子200克，鸡蛋10个。将五味子放入锅中，加入适量清水，煮沸30分钟。将药汁放凉后，将鸡蛋放入五味子汤中浸泡，5天后取出，放在冰箱中保存。每天取1个鸡蛋，煮熟后食用，7~20天为一个疗程。

《本草求原》中说“五味子，为咳嗽要药”。五味子擅长治慢性咳嗽，用于肺金气阴伤损所致的老年性慢性支气管炎。

健脑去疲劳，试试五味子洋参茶

五味子10克，西洋参5克。将材料洗净，放入茶杯中，冲入沸水，闷泡15分钟，代茶饮用。一日一剂，可经常喝。

研究表明，五味子能改善中枢神经系统功能，令人兴奋、工作效率提高。对于很多工作繁忙的上班族来说，容易出现疲劳、注意力不集中、记忆力减退等亚健康状况，不妨试试这道五味子养身茶，能养阴益气、健脑益智，改善上述不适。

气虚自汗，喝点五味子浮小麦汤

五味子10克，浮小麦15克，黄芪12克。将五味子打碎，同另外两味中药一同入锅，加入适量清水，煮沸20分钟。此汤温服，一剂分两次服用，一日一剂。

自汗通常因气虚引起，除了经常出汗外，还有容易疲乏、免疫力低下容易感冒、怕冷怕风等。中医认为，要改善自汗症状，一要固表，二要补气。这道汤中，黄芪能补气，浮小麦能止汗。五味子则兼具这两个作用。

节气好食：团团圆圆，冬至饺子

民谚说：“十月一，冬至到，家家户户吃水饺。”我国很多地方都有冬至日吃水饺的习俗。下面就介绍两种家常水饺的做法。

白菜猪肉水饺

材料

面粉 600 克，猪肉馅 300 克，白菜适量，生抽、葱末、盐、植物油、五香粉各适量。

做法

1. 用清水和面，揉成光滑的面团，醒发 30 分钟。

2. 白菜洗净，剁碎，挤出多余水分备用。肉馅内加生抽、葱末、盐、植物油、五香粉搅拌均匀，再放入剁碎的白菜，拌匀成馅料。

3. 面团分成大小一致的剂子，擀成饺子皮，包入适量饺子馅，将边缘捏牢固即成。

4. 锅中水烧开，下入饺子，煮熟即成。

功效

白菜搭配猪肉是非常传统的饺子馅，味道鲜美、营养丰富。因为白菜遇到盐很容易出水，所以拌馅的时候要最后放白菜，这样饺子的汁水保留更多，味道更好。

素菜水饺

材料

面粉 600 克，胡萝卜 300 克，鸡蛋 2 个，香菇 5 朵，生抽、葱末、盐、植物油、五香粉各适量。

做法

1. 用清水和面，揉成光滑的面团，饧发 30 分钟。

2. 鸡蛋打散，倒入碗中搅匀。倒入油锅中炒熟，碾碎，放凉备用。胡萝卜洗净后擦成似，再剁碎。香菇洗净，剁碎。将胡萝卜碎、香菇碎、鸡蛋、葱末倒入盆中，加入适量生抽、葱末、盐、植物油、五香粉，拌匀成馅。

3. 面团分成大小一致的剂子，擀成饺子皮，包入适量饺子馅，将边缘捏牢固。

4. 锅中水烧开，下入饺子，煮熟即成。

功效

冬季蔬菜品种少，做饺子时多加入几种蔬菜，能补充多种维生素和膳食纤维，对身体健康有益。

起居保健

常晒背以养阳

背部是人体的阳中之阳，风寒之邪极易通过背部侵入人体而引发外感性疾病、呼吸系统疾病和心脑血管疾病。冬至时节气候寒冷，在阳光充足的时候，经常晒晒后背有助于补益身体阳气。除此之外，常接受紫外线照射，可使人体皮肤产生维生素 D，促进钙在肠道中的吸收，从而使摄入的钙更有效的吸收，能有效预防骨质疏松。

运动保健

动中求静

冬至时阴气旺盛到了极点，阳气开始生发，并逐渐旺盛。由于阳是从阴里面生出来的，只有当阴足够旺盛时，阳气才能生得更好。因此，冬至后应注意运动不可过多，要在动中求静。假如一个人平时运动较多，在冬至前后就应适当减少运动量，这样才能更好地适应大自然的变化，对身体健康也更好。冬至时可常做八段锦、太极拳等平和的运动以养生。

手脚并用做运动

抖手抖脚：这个动作适合活动力强、身体灵活的青壮年人。穿平底鞋，双脚分开与肩同宽，全身放松，做原地小跑、原地跳跃动作，同时双臂、双手放松，做快速抖动的动作，就像要甩掉手上的脏东西一样。每次做 5~10 分钟，以微微出汗为度，运动后补充一杯温热的白开水，会让人觉得既放松又暖和。

拍手跺脚：这个动作适合老年人做。穿平底鞋，双脚并拢站立，全身放松，双手掌张开对拍，以手掌感觉温热为度。然后用手扶住墙或扶手，双脚交替用力跺脚，让全身都跟着动起来。这样运动 10~20 分钟，会感觉气血通畅。

日常养生保健

勤搓手防感冒

在寒冷的冬至时节，常搓手对健康大有裨益。人的手上有很多重要穴位，如劳宫、鱼际、合谷等。通过揉搓手掌、揉按手指可充分刺激位于手心的劳宫穴，让心脏逐渐兴奋起来；经常刺激位于双手拇指根部隆起处的鱼际穴，可疏通经络，增强呼吸系统功能，预防感冒。搓手时宜双手抱拳，双手从虎口接合，两手捏紧，再移动双手转动，使其在转动过程中各部分互相摩擦。搓手时间可长可短，贵在每天坚持。

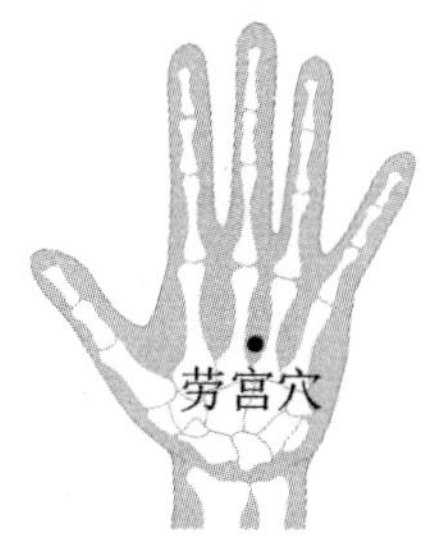

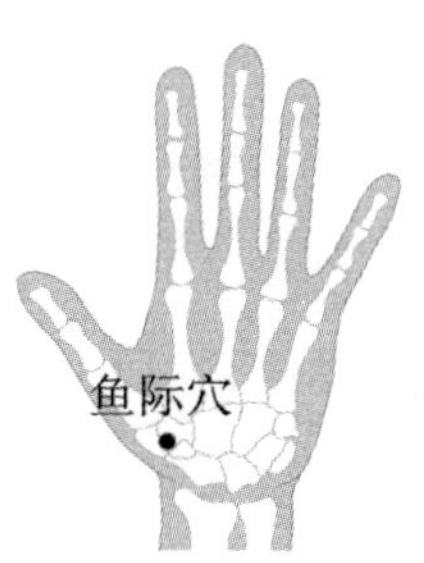

劳宫穴、鱼际穴示意图

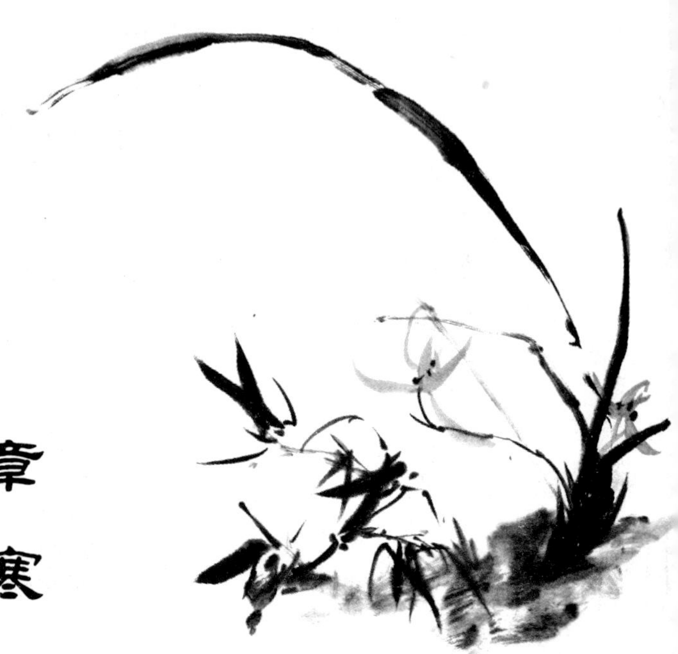

第二十四章 冬季之小寒

蜡梅香（节选）

（金）喻陟

晓日初长，正锦里轻阴，小寒天气。
未报春消息，早瘦梅先发，浅苞纤蕊。

节气解说

小寒是冬季的第 5 个节气，一般为每年的 1 月 5~7 日，当太阳位于黄经 285° 时。小寒标志着一年中最寒冷的日子开始了。

《月令七十二候集解》："十二月节，月初寒尚小，故云。月半则大矣。"古人将小寒分为三候，即"一候雁北乡，二候鹊始巢，三候雉始雊"。这是说，小寒节气，阳气已动，古人认为候鸟中大雁是顺阴阳而迁移的，这时候大雁开始向北迁移；在北方地区喜鹊很常见，并且因为有阳气升发而开始筑巢；到了第三候，雉因感受到阳气的生长而鸣叫。

小寒的特点是天渐寒，尚未大冷。"三九天"中的"二九"和"三九"也有一部分处于小寒节气内，因此有"小寒胜大寒"之说。因为天气寒冷，气血凝滞，心脏病和高血压病的患者往往会病情加重，脑卒中的发病率明显增加，这类病人要注意防护。

《黄帝内经》中说："肾者，主蛰，封藏之本，精之所处也，其充在骨。"肾为先天之本，封藏之本，是生命的原动力。冬季是肾主令之时，肾气不足，会出现听力减退、骨软无力、牙齿松动、毛发脱落等问题。小寒节气，应注意从饮食起居等各方面着重补肾。

中医认为寒为阴邪，最易损伤人体的阳气，而最寒冷的节气也是阴邪最盛的时期，从饮食养生的角度讲，要特别注意多食用温热食物来补益身体，抵御寒冷气候对人体的侵袭。

饮食保健

药酒养生，因人而异

冬天适当喝些药酒是人们滋补养生的方法之一。我国古代中医古籍《千金要方》中有："冬服药酒两三剂，立春则止，终身常乐，百病不生。"通过不同的中药配伍，药酒可以发挥活血化瘀、补血益气、滋阴温阳的作用，加上酒本身有辛散温通的功效，使药酒的保健功效更好，且非常适合冬天饮用。

在家制作药酒，应该注意以下几点：泡制时间要控制，室温在 20℃左右、较为干燥的条件下，药材浸泡一般应为 15~30 天即可，过久反而对身体有害。药材并非越多越好，中医方剂中药材的使用讲究配伍，不是种类越多效果越好，而是配伍得当才能发挥好的养生作用。一人一方，中医治病讲究因人而异、一人一方，别人用得好的方子未必适合自己，应该请医生根据自己的实际情况开药方。

进补要有的放矢

小寒节气是人们进补的最佳时期，但是进补并非只是吃大量的滋补品，按照传统的中医理论，滋补通常可分为补气、补血、补阴、补阳四类，人们可以根据自身气血阴阳虚实的具体情况，选择相应的滋补品。如果不根据自己的实际情况盲目地将黄芪、党参、当归、田七等与鸡、鸭或狗肉同煮食，或是长期过量服用人参、鹿茸、阿胶等，反而对身体有害。因此，冬令进补一定要有的放矢，并非多多益善。

节气好食：温补阳气喝汤粥

山药羊肉汤

材料

羊肉 500 克，山药 150 克，姜、葱、胡椒、绍酒、盐各适量。

做法

1. 羊肉洗净切块，入沸水锅内，焯去血水；姜、葱洗净用刀拍破备用。

2. 山药片清水浸透与羊肉一起置于锅中，放入适量清水，将其他材料一同投入锅中，大火煮沸后改用小火炖至熟烂即可。

功效

羊肉能补虚强身，山药能健脾养胃，冬季寒冷时可以尝试下这道汤，补益作用非常好。

生姜粥

材料

粳米 50 克，生姜 5 片，连须葱 2 根，大枣 5 枚，米醋适量。

做法

用砂锅煮米做粥，生姜捣烂与大枣入米粥内同煮，粥将熟时放入葱、醋，稍煮片刻即可去火，温热服食。

功效

《本草纲目》中记载“生姜粥温中辟恶”，冬季服食可助阳散寒。服用生姜粥，温肺暖胃，驱风散寒，对年老体弱而又感受风寒的上呼吸道感染及慢性胃炎、支气管炎较为适宜。

肉苁蓉二米粥

材料

肉苁蓉 12 克，粳米 50 克，小米 30 克。

做法

1. 砂锅中倒入 500 毫升清水，放入肉苁蓉煎煮取药汁。

2. 锅中加入适量清水，大火烧开后下入粳米和小米，常法煮粥，粥将熟时倒入肉苁蓉药汁，续煮至米熟即成。

功效

冬季吃些粳米和小米煮的二米粥，能养护脾胃。而肉苁蓉能通肾阳补肾虚，还能够润肠通便，这道粥适合阳虚便秘者。用法为每日一剂，一次吃完。

起居保健

减少房事保健康

小寒正是一年最冷时，也是生机潜伏、万物收藏之时。在房事方面，人也应顺应自然之规律，以“藏”为主。《黄帝内经》中说：“冬不藏精，春必病温。”小寒时节天气非常寒冷，人体需要许多能量来御寒，而性生活会消耗很多能量，不利于养肾防寒。因此，小寒时节应减少房事次数，以养肾精。另外，在进行性生活时切记不要受寒。

防寒也要防误区

在寒冷的冬季，有人习惯里三层外三层地把自己包裹得严严实实，殊不知，这样反而不会更暖和。保暖程度与衣服内空气层的厚度有关。多穿几件衣服，可使衣服间空气层的厚度增加，但当总厚度超过 15 毫米时，衣服内空气对流加大，保暖性反而下降。

另外，严冬屋外活动容易冻伤手脚，进屋后可千万不要用热水泡，也不要靠近炉火边烤，因为冻伤的肢体对热刺激感觉减退，当感到温热时，温度其实已经很高了，会对肢体局部造成损伤，日后也很容易复发冻疮。最好将手脚相互搓擦，或在离热源稍远的地方取暖，待皮肤表面变红、手脚转暖后，再移至取暖器旁或放入热水中取暖。

运动保健

小寒动一动，少闹一场病

民间有谚语说：“冬天动一动，少闹一场病；冬天懒一懒，多喝药一碗。”小寒节气应适量运动，可以根据自身情况选择慢跑、跳绳、踢毽子等运动方式，但运动时务必注意不要大汗淋漓，以免使阳气外泄。运动前，一定要做好充分的准备活动。因为此时气温很低，体表的血管遇冷收缩，血流变缓，肌肉、韧带的弹性和关节的灵活性降低，极易发生运动损伤。

另外，锻炼时间最好安排在下午。因为心血管病的发病高峰一般集中在上午 6~12 点，此时人体血小板聚集率高，容易形成血栓，加之上午体内肾上腺素浓度增大，易引起冠状动脉收缩甚至痉挛，如果此时再进行运动，特别是运动量过大，易造成冠状动脉痉挛或形成血栓，诱发冠心病、脑卒中等心脑血管疾病。

日常养生保健

刺激涌泉，补肾效果好

说到涌泉穴，可是人体的保健要穴，前面介绍过按压涌泉穴和泡脚等内容，都与此穴有关。另外，还可以艾灸和贴敷涌泉，对补肾养肾、延年益寿很有益处。

涌泉穴位于足前部凹陷处第 2、3 趾趾缝纹头端与足跟连线的前 1/3 处，是全身俞穴的最下部，肾经的首穴。《黄帝内经》中说：“肾出于涌泉，涌泉者足心也。”意思是说：肾经之气犹如源泉之水，来源于足下，涌出灌溉周身四肢各处。所以，涌泉穴在人体养生、防病、治病、保健等各个方面显示出它的重要作用。长期按揉刺激涌泉穴，可以起到补肾安神、延年益寿的作用。

冬季还推荐艾灸涌泉穴，方法如下：将艾条点燃，对准涌泉穴进行温和灸，每次灸 10~15 分钟，每天灸 1 次。艾灸结束后，要喝一杯温开水。

按摩足底，缓解疲劳

冬季天气寒冷，加上运动减少，人们容易出现容易疲劳、精力不济的现象。闲暇时可以经常按压足底，具有调节神经功能、缓解疲劳的作用。

根据中医的全息理论，足底有很多反射区。其中足大趾腹面为大脑、脑垂体、脑干等部位的反射区，可以用拇指和食指指腹对此反射区进行按摩，每次 5~10 分钟，长期坚持，一定会取得很好的保健效果。

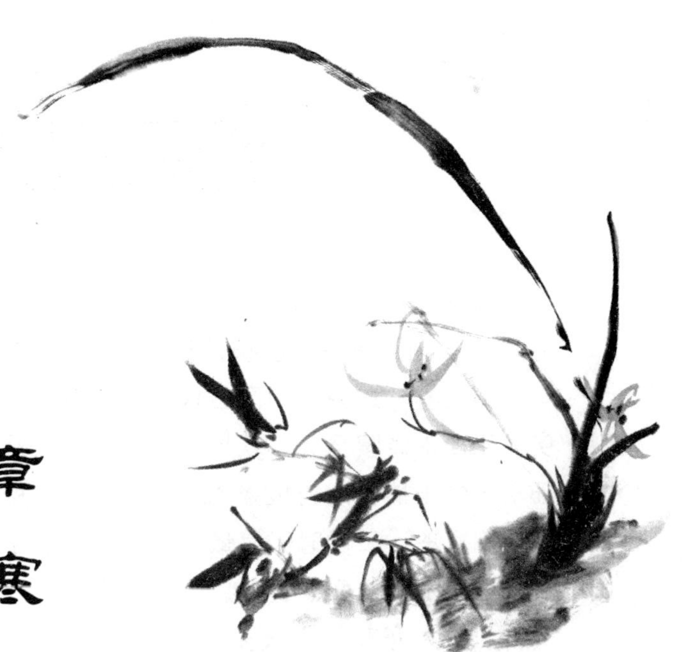

第二十五章
冬季之大寒

大寒吟

（宋）邵雍

旧雪未及消，新雪又拥户。
阶前冻银床，檐头冰钟乳。
清日无光辉，烈风正号怒。
人口各有舌，言语不能吐。

节气解说

大寒是冬季的第 6 个节气，在每年 1 月 20 日前后，太阳到达黄经 300° 时。因天气寒冷已极，故名大寒。大寒是冬季即将结束的时候，蕴含着大地回春的迹象。中国古代将大寒分为三候：“一候鸡乳；二候征鸟厉疾；三候水泽腹坚。”就是说大寒初候母鸡可以孵小鸡了；二候时鹰隼等征鸟正处于捕食能力极强的状态，它们盘旋于空中寻找猎物，以补充能量来抵御寒冷；三候时天气最冷，连河流的中央都被冻出厚厚的坚冰，这个时候去溜冰是最有意思的。

到了大寒节气，很多地方冰天雪地、天寒地冻，是一年中最冷的时期，也是冰冻、大雪等灾害性天气高发的时间段。

大寒节气正处于岁尾，人们开始忙着准备年货、扫尘布新，因为中国人一年中最重要的节日春节就要到了。农历十二月初八是腊八节，在民间也是个非常重要的日子，这一天人们会腌制腊八蒜，还会用各种谷物、杂粮搭配花生、栗子、红枣、莲子等做出美味的腊八粥。

大寒节气，养生要着眼于“藏”。此时应该早睡晚起，不要轻易扰动阳气，凡事不要过度操劳，注意保持心态平和。

冬季天气寒冷干燥，食量会变大，到了年终岁尾，各种宴请也多了起来，肥甘油腻的食物摄入较多，而蔬菜水果则相对缺乏，加之冬季运动量少，并且我国北方地区使用暖气取暖，体内水分流失多，会加重干燥症状。还有些人，觉得冬季一定要进补，对于本来就阴虚火旺或气血两虚的人来说，如果盲目大补，很容易加重火旺症状，反而对身体有害无益。

所以冬季也容易上火，应注意从饮食、生活习惯等方面进行调养。

饮食保健

寒冷伤胃，打好保“胃”战

寒冷的冬季，人们多爱进补，且大寒临近春节，更是大吃大喝的时候。如此饮食习惯，美了口味却伤了脾胃，故此时更应注意保养脾胃。首先，要少食寒凉、勿过辛热。冬季寒冷，多食寒凉食物易伤及脾胃阳气，但也不能过食火锅、辣椒等辛热之品，因“火气”大易耗伤胃阴，引起口干口渴、口舌生疮、便秘等症状。其次，要“吃软不吃硬”，荤素搭配、以素为主。软指粥、牛奶、面条等易消化的食物，硬指过于进食大鱼大肉、油炸油腻等不易消化之品。蔬菜水果等素食含有较多食物纤维，不仅可以促进胃肠道蠕动，还可吸附肠道内多余的油脂。另外，养成三餐定时、不暴饮暴食等规律的饮食习惯也很重要。

食用油天天吃，挑选有学问

大寒节气，正是年关岁尾，过节少不了宴请亲朋，也少不了外出吃喝，这时候，食用油的选择和使用就显得非常重要了。

远离 4 个用油陋习

贪吃煎炸食物

很多超重的大人和孩子都有一个特点，就是爱吃煎炸的食物，比如炸鸡、炸肉、炸薯条，味道平淡的食材，在用油煎炸之后味道增色不少，让人食欲大增、欲罢不能。而吃惯了味道浓郁的煎炸食品，就很难再爱上口味清淡的健康食品了。久而久之，肥胖、高脂血症等健康康问题就找上门来了。所以，管住嘴，少吃煎炸食物是健康的基础。

高油温做菜

很多家庭的做饭场面可以用热火朝天来形容，将锅中的油烧到极高温度，油烟四起，再将菜下锅，爆炒起来十分过瘾。但这样的用油方法非常不科学，温度过高，油中的油脂成分遭到破坏，还会生成许多致癌物。正确的用油方法是热锅凉油，用锅的温度来加热油，炒菜的效果也一样好。

长期只吃一种油

有些人对油的喜爱也很执着，在认可了一种油的味道后，会年复一年地吃一种油。而另外一些人只吃橄榄油、核桃油等高档油，认为这样吃最健康。这两种做法都不值得提倡。

食用油的主要成分是脂肪，脂肪能为机体提供必需的脂肪酸，如亚油酸、亚麻酸等，而不同品种的食用油所含的脂肪酸是有差别的，食用油中的维生素、磷脂等营养素也是有差异的，单靠一种食用油是不能解决人体的全部需求的。所以，比较好的用油方法是一段时间用一种油，过一段时间再换另一种，几种油交替吃，这样营养更全面。

贪便宜买大桶油

有些人图便宜，会在超市打折的时候买上几大桶食用油，储存下来慢慢吃。这样做也不好，因为大桶的油需要很久才能吃完，油长期暴露在空气中，很容易发生氧化变质，引起身体不适。正确的方法是尽量买小包装的食用油，最好在 3 个月内就吃完。对用了一段时间的油，要经常开盖闻一闻，如果有哈喇味，就不要再吃了。从外观来看，如果油的颜色变深，或出现絮状的漂浮物，也不宜再吃了。

如何将用过的油变废为宝

家庭中，煎炸的时候会消耗很多油，这些用过一次的剩油扔掉了很可惜，下面有几招可以利用这些剩油。

制作味汁

凉拌菜、面条等经常要用到味汁，可以用炸过食物的油来做。趁着油温还较高的时候，可以加入葱、姜、蒜、料酒、酱油、醋等调料，按照个人的口味调制味汁，将味汁放到干净的瓶子里，在阴凉处保存，可以存放1~2周。

焯烫青菜

有些蔬菜在烹调前一般要用开水烫一下，为了保持青菜油亮的色泽，可以在烫蔬菜的水中加一点食用油，这时候用剩油最好不过了。开水的温度在100℃上下，不会增加剩油中有害物质的析出，对人体健康无害。

做面食

做烙饼、花卷时为了层次多、口感香，一般会在擀好的面饼上刷一层油，然后再卷起来。这时候可以用剩油，因为油被卷进面里，温度不会很高，不会释放出对人体有害的物质。

节气好食：冬季防上火食谱

冬季的上火症状，如牙龈肿痛、口腔溃疡、便秘等多与冬季的饮食相关。冬天蔬菜少，因为身体需要热量人们常吃肉类等高蛋白、高脂肪的食物，饮食中缺少维生素和纤维素。另外，冬季运动少，肠胃功能差，易生痰湿和内热。这时饮食要注意多样化，多吃白菜、萝卜、胡萝卜、豆芽、香蕉等，补充多种维生素和矿物质，还应该多吃富含纤维素的蔬菜和水果，以防治上火便秘。下面为读者们介绍几款适合冬季食用的降火食谱。

火龙双耳雪梨

材料

火龙果半个，银耳、黑木耳各15克，雪梨1个，枸杞子5克，冰糖适量。

做法

1. 银耳、黑木耳泡发开，撕成小朵；雪梨洗净，切小丁；火龙果肉挖出来，切小丁。

2. 将处理好的材料一起放入炖盅，烧开后小火慢炖40分钟即成。

功效

这道羹有清热养阴、润肺化痰的功效，冬季节日多，大鱼大肉吃得多容易内盛痰火，吃这道羹对改善食积上火症状有帮助。

雪梨柚子茶

材料

雪梨肉 100 克，柚子肉 50 克。

做法

1. 雪梨洗净，去皮，切小块；柚子肉切小块。

2. 将雪梨肉和柚子肉一起放入榨汁机中，加适量清水，搅打成汁即成。

功效

此茶清凉解毒，能有效缓解饮酒、饮食油腻过饱后出现的口干、口渴、腹胀等症状。这道饮品还能生津止渴，保护心血管健康。

蜂蜜葡萄干苹果粥

材料

粳米 50 克，苹果 1 个，葡萄干 15 克，蜂蜜 2 勺。

做法

1. 粳米淘洗干净；苹果洗净去皮、核，切薄片；葡萄干洗净。

2. 锅中加入适量清水，烧开后下入粳米，煮开后转小火，煮至七成熟时加入苹果片和葡萄干，小火煮至粥熟。

3. 将粥凉至 60℃左右，调入蜂蜜即成。

功效

这是一道水果粥，滋味清甜，能养阴润肺、补益脾肾，冬季常吃，能改善因天气干燥引起的上火症状，如咽干、咽痛等。

黑米地黄粥

材料

黑米 50 克，生地黄、山茱萸各 10 克，红枣 3 枚。

做法

1. 生地黄、山茱萸分别清洗干净，入砂锅中，加入适量清水，煎煮两次，将两次的药汁收集到一起。黑米洗净，提前浸泡 2~3 小时。红枣洗净，去核，撕成小块。

2. 锅中加入药汁和适量清水，大火烧开，下入黑米和红枣，常法煮粥，至黑米软烂即成。

功效

冬季宜补肾，黑米是补肾的黑色食材，肾精充足，便不容易出现阴虚火旺证。本粥还适用于精血不足所致的脱发、白发，腰膝酸软等。

起居保健

冬季睡好也是补

冬季昼短夜长，保持充足、规律的睡眠对保持精力、恢复体力非常重要，可以说，好睡眠也是冬季进补的一项重要内容。如何在冬季保证良好的睡眠呢，下面介绍几个要点。

早睡晚起有规律：中医古籍《黄帝内经》中说冬季睡眠应遵循“早卧晚起，必待日光”的原则，每天应该尽量早些上床睡觉，最晚不要超过23点，第二天可以起得稍微晚一些，7点起床即可，如果条件允许，午睡半小时更好。休息时要注意保温，避免受寒，但也应该减少出汗，以使阳气闭藏。

晚餐不宜过饱：《黄帝内经》里有“胃不合则卧不安”的说法，如果晚餐过饱，必然会造成胃肠负担加重，其紧张工作的信息不断传向大脑，致使人失眠、多梦。晚餐还应该少吃含咖啡因、辛辣、油腻的食物，另外，豆类、玉米等产气多，容易引起腹胀，晚餐也要少吃。

睡前情绪平稳：睡前要保持心情平和，不要再继续想工作或者看情节激烈的电影、电视剧等，这样睡眠质量才高，如果平时有失眠的毛病，可以在睡前用温水泡泡脚，经常用梳子梳梳头，对保持良好睡眠也有帮助。

运动保健

冬季日出后才运动

俗活说："冬天动一动，少闹一场病；冬天懒一懒，多喝一碗药。"冬季活动、锻炼对养生有特殊意义。大寒时节的运动可分为室内和室外两种，可进行慢跑、太极拳、八段锦、打篮球等体育锻炼，但应注意运动强度，不宜过度激烈，避免扰动阳气。同时室外活动不可起得太早，应该等日出后为好。

冬日健步走，减肥还保健

大寒最好的运动养生方式是健步走。通过行走，四肢自然而协调的动作，可使全身关节筋骨得到适度的运动，再加上轻松畅达的情绪，能使人气血流通，经络畅达，利关节而养筋骨，畅神志而益五脏。

持之以恒的健步走可以起到如下作用：能活动人体下肢肌肉、关节，通过散步，防止肌肉萎缩，保持关节灵活性，有助于全身血液循环；可使心脏输出的血流量增加；对呼吸系统的影响，既能满足肌肉运动时对氧供给的需要，又能提高呼吸系统的功能，特别是膈肌活动幅度的增加，可收到类似气功的妙用；可缓解神经肌肉的紧张。特别是对于年龄较大的脑力劳动者来说帮助更大；对肥胖症有一定疗效，散步可促进人体的新陈代谢，增加人体能量的消耗。

日常养生保健

敲击脚底养肝肾

冬季重在养肾，中医认为“肝肾同源”，所以肝肾要同养，介绍一个简单的敲打方法，对疏通经络、养肝肾很有帮助。

每晚临睡前，可以坐在床上，将腿盘起来，一只脚放在另一侧腿上，露出脚底。将手握成拳，用拳头侧面敲击脚底，连续敲击 50~100 下，以局部稍红、微微有痛感为宜。

冬季在用热水泡脚后，进行这个小功法，对活络局部气血、改善肝肾功能都有帮助，还能促进睡眠。但不能期待一次就有效果，宜坚持一段时间。另外，并不是敲得越疼越好，应该控制力度，以免引起局部损伤。

腰背酸痛，常按委中穴

引起腰背酸痛的原因很多，其中一个是肝肾阴虚，尤其是中老年人。这个时候可以试试按揉委中穴。

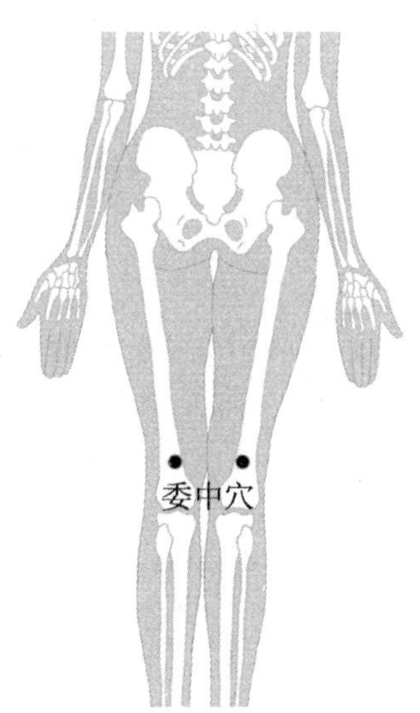

委中穴位于两条经脉的相合处，能疏调经气，达到通则不痛、强腰健膝的作用。

方法为，用双手拇指按压双侧委中穴，力度以稍感酸痛为宜，连续按压 5~10 分钟，以能承受为度。

按摩委中穴可以疏通膀胱经，还能振奋人体正气，改善肝肾功能，对改善肝肾阴虚所致的腰背酸痛有益处。